Psychotherapie und Psychosomatik

Texte zur Fort- und Weiterbildung

Herausgeber: P. Buchheim M. Ermann Th. Seifert

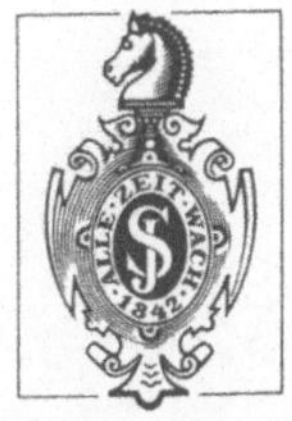

Psychosomatik in der inneren Medizin

1. Symptome und Syndrome

Herausgegeben von H. H. Studt

Mit Beiträgen von P. Bernhard D. Bolk-Weischedel
S. O. Hoffmann M. Kütemeyer F. Lamprecht
H. Mast K. F. Masuhr G. Overbeck J. Pohlmann
W. Pommer U. Rüger U. Schultz H. H. Studt
W. Zander

Springer-Verlag
Berlin Heidelberg New York
London Paris Tokyo

Professor Dr. Hans Henning Studt
Leiter der Abteilung für Psychosomatik und Psychotherapie
Medizinische Klinik und Poliklinik des Universitätsklinikums
Steglitz, Hindenburgdamm 30, D-1000 Berlin 45

CIP-Kurztitelaufnahme der Deutschen Bibliothek. Psychosomatik in der inneren
Medizin / hrsg. von H. H. Studt. – Berlin; Heidelberg; New York; London; Paris; Tokyo:
Springer (Psychotherapie und Psychosomatik)
NE: Studt, Hans Henning (Hrsg.)
1. Symptome und Syndrome / mit Beitr. von P. Bernhard...–1986

ISBN-13: 978-3-540-16741-9   e-ISBN-13: 978-3-642-71365-1
DOI: 10.1007/978-3-642-71365-1

NE: Bernhard, Paul (Mitverf.)

Gesamtherstellung: Fa. Ernst Kieser GmbH, Graphischer Betrieb, D-8902 Neusäß
2119/3140-543210

Vorwort

Die psychosomatische Medizin bzw. Psychosomatik berücksichtigt neben den somatischen auch die psychischen und sozialen Einflüsse in der Ätiopathogenese, in der Diagnostik, Therapie und im Verlauf der Krankheit. Beim einzelnen Patienten auch die psychosozialen Faktoren zu beachten, erfordert neben der persönlichen Bereitschaft Kenntnisse und Erfahrungen in der psychosomatischen Medizin, Neurosenlehre und Psychotherapie und – wie generell in der Medizin notwendig – eine stete Fort- und Weiterbildung. Diesem Ziel dienen die folgenden Beiträge, die ursprünglich als Vorträge an der Akademie für Ärztliche Fortbildung in der Ärztekammer Berlin (Vorsitzende: Prof. Dr. Meta Alexander) als fachspezifische Fortbildung in der inneren Medizin unter dem Leitthema „Psychosomatik" während des Sommersemesters 1985 gehalten wurden.

Die in diesem Band unter verschiedenen Aspekten beschriebenen Symptome und Syndrome lassen sich klinisch nach Herz-Kreislauf-System, Magen-Darm-Trakt, Harntrakt und Muskel-Gelenk-System zusammenfassen; danach folgen spezielle Syndrome, die erfahrungsgemäß große Schwierigkeiten in Diagnostik und Behandlung bereiten.

Am Anfang steht die *Herzneurose*, ein Krankheitsbild, das durch die hintergründige Todesangst immer wieder zu Noteinweisungen und unnützen EKG-Ableitungen führt. P. Bernhard bringt neben psychodynamischen und therapeutischen Aspekten den wesentlichen Kenntnisstand zur Ätiopathogenese, zu den Einflüssen in der frühen Kindheit und in der Erkrankungssituation, wobei er auch eigene Untersuchungsergebnisse darstellt und eindrücklich die Schwierigkeiten und Chancen der Arzt-Patient-Beziehung schildert.

F. Lamprecht beschreibt für *Herzinfarkt* und *essentielle Hypertonie*, beide als typische Zivilisationskrankheiten verstanden, die biopsychosozialen Bedingungskonstellationen. Neben den pathophysiologischen Faktoren stellt er die spezielle Psychopathologie der beiden Krankheitsbilder dar, von der das „Typ-A-Verhalten" des Infarktkranken als psychischer Risikofaktor bekannter als die Persönlichkeitsstruktur des Hypertonikers ist. Fallberichte veranschaulichen diese Zusammenhänge und ergeben Empfehlungen zur Patientenführung.

Die Reihe der Beiträge zum Magen-Darm-Trakt beginnt D. Bolk-Weischedel mit psychogenen *Schluckstörungen*. Sie skizziert die pathophysiologischen Zusammenhänge und Wege zur Symptombildung und beschreibt die Art der Persönlichkeitsstruktur sowie der auslösenden Konfliktsituation. Die spezielle Psychodynamik wird an 2 Fallbeispielen aufgezeigt.

W. Zander betont bei der Schilderung der Pathogenese von Magen-Darm-Krankheiten in psychosomatischer Sicht den Begriff „Strain", unter dem er die Summe der korrelierenden somatischen Vorgänge während eines neurotischen Ambivalenzgeschehens versteht. Er wendet sich dann speziellen Krankheitsbildern wie dem *Ulcus duodeni*, der *Colitis ulcerosa* und dem *Morbus Crohn* zu, beschreibt die Psychodynamik der davon betroffenen Patienten und referiert interessante eigene Untersuchungen, die einen Zusammenhang zwischen tiefenpsychologischen und pathophysiologischen Befunden („Strain") experimentell nachweisen.

In der darauf folgenden Arbeit wird eingehend die Prognose des chronisch *Ulcus-duodeni*-Kranken von G. Overbeck untersucht: Es wird zunächst die Literatur über die Wirkung der Ulkusoperationen referiert. Anschließend bringt der Autor die Ergebnisse einer Ein- und Vierjahreskatamnese nach proximaler selektiver Vagotomie mit Pyloroplastik, wobei er detailliert die Beschwerden, die soziale Situation und das psychische Befinden der Patienten schildert und eingehend die Faktoren diskutiert, die die Prognose bestimmen. Bei einem insgesamt guten Operationsergebnis bleibt die Notwendigkeit, die potentielle Risikogruppe der Operationsversager vor einem operativen Eingriff durch Psychodiagnostik zu ermitteln und eine Psychotherapie oder sozialtherapeutische Maßnahmen zu erwägen.

H. H. Studt und H. Mast untersuchen die Ätiopathogenese der *Colitis ulcerosa* und des *Morbus Crohn*, wobei sie den Schwerpunkt auf die frühe Kindheit und damit auf die Entwicklungsbedingungen der prämorbiden Persönlichkeitsstruktur und die Erkrankungssituation legen. Die Ergebnisse einer Erkundungsstudie zu diesen Bereichen ergeben Hinweise auf Unterschiede in den neurotischen Entwicklungen und entsprechend in den Persönlichkeitsstrukturen, nicht dagegen in der Erkrankungssituation und im Schweregrad der psychischen Gestörtheit.

Anschließend schildert U. Rüger einen Syndromwechsel zwischen *Colitis ulcerosa* und einer psychiatrischen Erkrankung anhand zweier Fallberichte: Bei einer Colitis-ulcerosa-Kranken brach Jahre später eine paranoide Psychose aus, während ein Borderlinepatient im Verlauf einer längeren Psychotherapie an einer Colitis ulcerosa erkrankte. Da gleichartige Ich-Störungen für diese Krankheiten beschrieben sind, wird angenommen, daß es vom Ausmaß der Ich-Störung und der psychischen Belastung abhängt, ob eine Psychose oder „nur" eine psychosomatische Krankheit ausbricht.

Über die psychosomatische *Nephrologie* berichtet W. Pommer. Er beschreibt gleichermaßen die verschiedenen somatischen wie psychischen Einflüsse bei der Entstehung von Nierenkrankheiten und widmet sich insbesondere dem Analgetikasyndrom und den psychischen Belastungen bei notwendigem Ersatz der Nierenfunktion durch Hämodialyse oder Transplantation. Möglichkeiten der Psychotherapie werden nach eigenen Erfahrungen beschrieben.

Im nächsten Abschnitt stellt J. Pohlmann die wesentliche Literatur über *Muskel-Gelenk-Störungen* in psychosomatischer Sicht dar. Im einzelnen beschreibt er die verschiedenen pathophysiologischen und psychopathologischen Faktoren bei umschriebenen Störungen, geht besonders auf das Schmerzerleben ein und zeigt die Entwicklung von der Genese zur Persönlichkeitsstruktur und Erkrankungssituation beim Weichteilrheumatismus und bei der chronischen Polyarthritis auf und geht abschließend auf die Frage der Psychotherapie ein.

M. Kütemeyer berichtet über die bandscheibenbedingten *Rükkenschmerzen*. Die Autorin schildert die auffälligen Verhaltensweisen dieser Patienten und ihre biographischen Krisen, die zur Symptommanifestation führen. Es folgt die Darstellung eines selbstentwickelten 3stufigen Therapieprogramms, bei dem in systematischer Folge physiotherapeutische Maßnahmen und psychotherapeutische Interventionen eng miteinander verbunden sind.

Von den im letzten Abschnitt dargestellten Krankheitsbildern ist das von S. O. Hoffmann beschriebene psychogene *Schmerzsyndrom* oft Anlaß für Ratlosigkeit in der Therapie. Von den Schmerztheorien, den verschiedenen psychischen und somatischen Faktoren, geht die Schilderung zum klinischen Bild, zur Schmerzentstehung und Differentialdiagnose und weckt durch die Ausführungen zur Psychodynamik Verständnis für die Arzt-Patient-Beziehung und Psychotherapie dieser Problempatienten.

Das vergleichsweise seltene *Münchhausen-Syndrom* führt immer wieder zu gravierenden Fehldiagnosen und kaum lösbaren Schwierigkeiten in der Behandlung. K. F. Masuhr referiert zunächst die wesentliche Literatur über die Psychopathologie dieser Kranken und bringt dann eine ausführliche Falldarstellung einer Patientin mit Grossesse nerveuse (Schwangerschaftsfantasien), beschreibt ihre Biographie, Psychodynamik und ihre Kontakte mit Ärzten verschiedener Disziplinen: sie durchwanderte mehr als 100 Krankenhäuser und wurde innerhalb von 10 Jahren 30mal chirurgisch, aber nur 3mal psychiatrisch exploriert.

Gegenstand des letzten Beitrags von U. Schultz ist ebenfalls ein Krankheitsbild, das fast regelmäßig fehldiagnostiziert wird: der *Status pseudoepilepticus* (früher auch Status hystericus genannt). Nach 2 Fallberichten werden aufgrund eigener, auch katamnestischer Untersuchungsergebnisse eingehend die Differentialdiagnose zum Status epilepticus convulsivus, die Biographie, der klinische Verlauf und die schwierige Therapie dieser Kranken dargestellt.

Der ergänzende Band 2 „Diagnose und Behandlung" enthält Arbeiten zur Gesprächsführung und zur Diagnostik psychosomatischer Krankheiten, zur Einschätzung der Prognose und zu verschiedenen Methoden der Psychotherapie, die in der Praxis und Klinik angewendet werden.

Berlin, Juli 1986   H. H. Studt

Inhaltsverzeichnis

Mitarbeiterverzeichnis

Dr. Paul Bernhard
Klinik Schömberg, Dr. Schröder-Weg 12, D-7542 Schömberg/
Calw

Dr. Doris Bolk-Weischedel
Psychiatrische Klinik und Poliklinik, Universitätsklinikum
Charlottenburg, Eschenallee 3, D-1000 Berlin 19

Prof. Dr. Dipl.-Psych. Sven Olaf Hoffmann
Klinik und Poliklinik für Psychosomatische Medizin und Psychotherapie Universität Mainz, Langenbeckstraße 1, D-6500 Mainz

Dr. Mechthilde Kütemeyer
Psychosomatische Abteilung des St.-Agatha-Krankenhauses,
Feldgärtenstraße 97, D-5000 Köln 60 (Niehl)

Prof. Dr. Friedhelm Lamprecht
Klinik Schömberg, Dr. Schröder-Weg 12, D-7542 Schömberg/
Calw

Henning Mast
Abteilung für Neurologie, Neurochirurgische/Neurologische
Klinik und Poliklinik des Universitätsklinikums Steglitz, Hinden-
burgdamm 30, D-1000 Berlin 45

Dr. Karl Friedrich Masuhr
Neurologische Abteilung des St.-Joseph-Krankenhauses,
D-5583 Zell/Mosel

Prof. Dr. Gerd Overbeck
Abteilung für Psychotherapie und Psychosomatik, Klinikum der
Johann-Wolfgang-Goethe-Universität, Theodor-Stern-Kai 7,
D-6000 Frankfurt am Main 71

Dr. Jobst Pohlmann
Abteilung für Psychosomatik und Psychotherapie, Medizinische
Klinik und Poliklinik des Universitätsklinikums Steglitz, Hinden-
burgdamm 30, D-1000 Berlin 45

Dr. Wolfgang Pommer
Abteilung für Nephrologie des Humboldt-Krankenhauses, Am
Nordgraben 2, D-1000 Berlin 27

Prof. Dr. Ulrich Rüger
Abteilung Psychotherapie und Psychosomatik, Georg-August-
Universität, von Siebold-Straße 5, D-3400 Göttingen

Dr. Ulrich Schultz
Abteilung für Neurologie, Neurochirurgisch-Neurologische Kli-
nik und Poliklinik des Universitätsklinikums Charlottenburg,
Spandauer Damm 130, D-1000 Berlin 19

Prof. Dr. Hans Henning Studt
Abteilung für Psychosomatik und Psychotherapie, Medizinische
Klinik und Poliklinik des Universitätsklinikums Steglitz, Hinden-
burgdamm 30, D-1000 Berlin 45

Prof. Dr. Wolfgang Zander
Hildegardstraße 30½, D-8035 Gauting bei München

Herz-Kreislauf-System

Die Herzneurose –
psychodynamische und therapeutische Aspekte

P. Bernhard

Einleitung

Fallbeispiel

Ein 32jähriger Zahnarzt erlitt bei einer mißglückten Lokalanästhesie wegen leichter Armverletzung seinen ersten herzneurotischen Anfall mit infarktähnlicher Symptomatik und starken Ängsten. „Das Herz war wie vereist, es legte sich ein Ring um die Brust, ich habe nach Luft geschnappt und Todesangst gehabt, die Angst war am schlimmsten." Auf Befragen berichtete er außerdem über gelegentliche, jedoch hartnäckige Spannungskopfschmerzen, Magenbeschwerden, depressive Verstimmung und einen starken Leistungsdruck mit Versagensängsten, besonders seit Eröffnung seiner Praxis. Seit dem ersten Herzanfall vor 2 Jahren steigerte sich seine hypochondrische Selbstbeobachtung trotz Fachkenntnis und wiederholten verschiedenartigen Untersuchungen, die alle ohne organpathologischen Befund blieben. Der Patient führte genau Buch über Symptomverlauf und Blutdruckverhalten. Eine selbst verabreichte Valiummedikation zeigte auffallend geringere Wirkung als eine Valiumapplikation von einem Kollegen in einer Rettungsstelle. Zur Urlaubsplanung brauchte der Patient inzwischen eine genaue Information über alle erreichbaren Ärzte auf dem Weg und am Ort.

Krankheitsbild

Der Patient leidet an einer Herzneurose, einer auf das Herz zentrierten Angstkrankheit mit meist infarktähnlicher Symptomatik, aber ohne organpathologischen Befund. Im Mittelpunkt steht die „Angst vor der Angst", die als Todes- oder Vernichtungsangst erlebt wird und nicht selten zu dramatischen familiären Szenen mit Notarztversorgung führt.

Für den somatisch orientierten Hausarzt sind diese Patienten durch ihre appellative Symptomatik bei wiederholt negativem Organbefund meist eine zunehmende Belastung, verstärkt durch den Delegationsdruck und die Erwartungshaltung der begleitenden Familienangehörigen. Auffallend neben der Herzangstsymptomatik ist eine Hypochondrieneigung mit ängstlicher Selbstbeobachtung, die durch kleine Untersuchungsbefunde „iatrogen" verstärkt werden kann. Die Diskrepanz zwischen geklagter Symptomatik und klinischem Befund ist durch ärztliche Aufklärung kaum zu beeinflussen und führt eher zu einer „Odyssee" durch verschiedenste diagnostisch-therapeutische Einrichtungen.

Epidemiologie

Epidemiologische Untersuchungen zeigen ein Altersmaximum zwischen dem 20. und dem 40. Lebensjahr mit einer Häufigkeit bei jüngeren Patienten mit Herzbeschwerden zwischen 20 und 40 % (Literaturübersicht bei Richter u. Beckmann 1969; Schoenecke u. Herrmann 1979; Hahn 1971; Studt 1979). In der Allgemeinpraxis wird die Häufigkeit der Herzneurose bei 10-15 % der Patienten angenommen (Delius 1964).

Eigene Untersuchung

In einer eigenen Untersuchung in der Erste-Hilfe-Abteilung des Klinikums Steglitz in Berlin fanden wir als Analytiker der psychosomatischen Abteilung unter 7150 Notaufnahmen nur 4%, entsprechend 282 Patienten, mit Herzangstsymptomatik ohne Organbefund (Eith u. Günzel 1981). Bei 50 psychoanalytisch und testdiagnostisch näher untersuchten Patienten konkretisierte sich u. a. im PSKB, einem umfangreichen Erhebungsbogen über „psychische und sozialkommunikative Befunde" (Rudolf 1981) die erfaßbare neurotische und psychosomatische Symptomatik, das vorwiegende Krankheitsverhalten, das Konflikterleben und die Beziehungsstörung der Patienten. In den Ergebnissen bestätigte sich bei den 24 männlichen und 26 weiblichen Herzneurotikern im Vergleich zu 450 unausgelesenen Psychoneurotikern das ausgesprochen hypochondrische Erleben. Im Bereich der sozialen Lebensbewältigung stehen Überangepaßtheit und überhöhtes Ordnungsbedürfnis im Vordergrund. Vorherrschende Gefühle gegenüber anderen Menschen sind gekennzeichnet von Gefügigkeit und Verpflichtungsgefühl. Auffallend ist ihre Neigung zur Anklammerung und Überfürsorglichkeit in ihren Partnerbeziehungen. 82 % der Herzneurotiker – gegenüber 64 % der Psychoneurotikergruppe – leben in festen Partnerbeziehungen, davon 91 % der Männer und 73 % der Frauen. Die Frauen leben dabei zu 23 % mit einem Kind als Partneräquivalent. Die Charakterstrukturanteile wurden bei den Männern vorwiegend zwangsneurotisch-depressiv, bei den Frauen dagegen vorwiegend hysterisch-depressiv eingestuft. Im Gegensatz zu den meisten Angaben über die Geschlechtsverteilung mit Überwiegen der Männer bis zu ⅔ (Richter u. Beckmann 1969) zeigte sich in unserer Untersuchung ein ausgeglichenes Verhältnis.

Ätiopathogenese

Aus psychoanalytischer Sicht wird als Ursache der Herzneurose eine neurotische Fehlentwicklung angenommen, die in der frühen individuellen Lebensgeschichte ihre Wurzeln hat.

Unser Patient wuchs unter einem „eigenbrötlerischen, ungerechten und cholerischen" Vater auf, einem Kriegs- und Bundeswehroffizier, der ihn 15jährig noch wegen Ungehorsams mit der Lederpeitsche schlug. Der Patient war für ihn ein „Versager und Schmarotzer". Die Mutter dagegen war „total passiv und unselbständig, hat mich verwöhnt, aber nie vor Vaters Jähzorn beschützt".

In der Regel handelt es sich um lebensgeschichtlich frühe Ängste, v. a. Trennungs- und Objektverlustängste (Fürstenau et al. 1964). Sie können zunächst aus dem Bewußtsein verdrängt werden, führen aber zu einer latenten psychischen Labilisierung gegenüber Trennungs- und Verlustsituationen und schaffen dadurch eine entsprechende prämorbide Persönlichkeitsstruktur. Die Konflikte entstehen in der frühkindlichen Atmosphäre einer gestörten Eltern-Kind-Beziehung. So wie jeder Mensch in der Kindheit die Welt erfaßt, so meint er später, daß sie sei, und erkrankt danach „an dem, was er selber nicht sieht" (Jores 1981, S. 16).

Die 50 Herzneurotiker unserer Untersuchung beschreiben eine überwiegend liebevoll verwöhnende Mutter, die sich sehr an den Patienten klammert und ihn seinen Geschwistern vorzieht, meist aus ihrer eigenen Angst vor dem Alleinsein. Durch die Verwöhnung versucht die Mutter die Verselbständigung und aggressive Expansion ihres Kindes zu verhindern und in der Mutter-Kind-Symbiose festzuhalten, was sich bei dem Patienten später in gestörter Kontaktfähigkeit und in einer Aggressionshemmung zeigt (Studt et al. 1983). Meist sind es Einzelkinder, oft fehlt der Vater, was die symbiotische Anklammerung noch verstärkt. In Übereinstimmung mit der Untersuchung von Richter u. Beckmann (1969) wird der Vater in der Regel als kontrollierend dominant bis jähzornig prügelnd beschrieben.

Psychodynamik

Die hypochondrische Angst des Herzneurotikers ist ein sinnvolles Verhalten (Richter 1964). Die Herzsymptomatik und die Herzangst sind für diese Patienten erträglicher als die dahinter verborgene Angst vor Hilflosigkeit und Alleingelassenwerden. „Nichts erscheint dem Herzneurotiker bedrohlicher, als verlassen zu werden" (Wittich 1977, S. 527). Die Herzneurose stellt dadurch einen „ökonomischen Lösungsversuch dar im Sinne der Selbstheilung" (Beck 1981, S. 11 ff.). Die herzneurotische Symptombildung als sinnvolle ökonomische Leistung scheint v. a. 2 Krisen abzuwenden:

– die Vernichtungsangst bei Verlust des symbiotischen Lebensbezugs und
– die Angstüberflutung bei einer Selbstwertkrise.

Die Patienten dienen meist selbst schon ihren Eltern, v. a. der Mutter, als symbiotischer Beziehungspartner. Ich und Umwelt sind im Erleben dieser Kranken letztlich noch eine Einheit (Wittich 1977). Eine reife Verselbständigung und Persönlichkeitsentwicklung wird dadurch behindert. Herzneurotiker glauben, ohne Ersatzpartner nicht existieren zu können und suchen auch später wieder symbiotisch-anklammernde, Mutter-Kind-ähnliche Partnerbeziehungen, z. B. zu suchtkranken Patienten. Mit der Zentrierung der Angst auf das Herz versucht der Patient, sich aus der Fixierung auf die Eltern, v. a. auf die Mutter, abzulösen. Der Konflikt wird mit einem Organ ausgetragen, das repräsentativ für eine Bezugsperson und letztlich v. a. für die Mutter ist (Wittich 1977). Bei drohendem Partnerverlust zieht der Herzneurotiker sich auf seinen Körper und speziell auf sein Herz zurück. In dem hypochondrischen Schonungszeremoniell um das Herz wird dieses zum Ersatzpartner oder Partneräquivalent. Trennungskonflikte und Enttäuschungswut können die Patienten an dieses Organ gebunden austragen, „anstatt dem unangreifbaren Selbsthaß der Depression und Aggression anheimzufallen" (Overbeck 1984, S. 39). Die Sorge um das Herz dient dadurch dem Schutz vor völliger und unkontrollierbarer Angst- und Affektüberflutung.

Dabei wird nicht selten die gesamte Familie mit einbezogen. In der chronifizierten Ausweitung der Symptomatik kommt es zur starken Monophobie, zur panischen Angst vor dem Alleinsein. Die Folge ist eine familiäre Umorganisation mit ständiger Anwesenheit eines Familienmitglieds, z. B. eines Kindes, nicht selten auch eine Veränderung im Arbeitsarrangement des Partners und ein „Telefondienst" mit der Ursprungsfamilie des Patienten. Unter systemischer, familientherapeutischer Sicht wird die gesamte Familie angstneurotisch organisiert, von Richter (1970) als „Typ Sanatorium" beschrieben. In solchen Konstellationen kann der Herzneurotiker für seine Familie zum Symptomträger werden, durch den unbewußte Konflikte der anderen Familienmitglieder als deren Lösungsversuch auf ihn projiziert und ihre Verhaltensweisen an ihn delegiert werden. Unbewußte Verselbständigungsängste der „gesunden" Familienmitglieder können so durch den herzneurotisch kranken Symptomträger intrafamiliär gebunden oder depressive Verstimmungen durch ein „Gebrauchtwerden" abgewehrt werden.

Das Selbstwertgefühl des Patienten bricht panikartig zusammen, wenn sich in solchen symbiotischen Objektbeziehungen der schutzgebende, allmächtige und idealisierte Partner entfernt. Der Herzneurotiker schließt daraus, daß er nicht mehr liebenswert und damit wertlos ist. „Daß diese Patienten nicht desintegrieren, hängt vermutlich damit zusammen, daß sie es immer wieder schaffen, durch Anklammerung, Manipulation und Idealisierung andere Menschen, u. a. die Ärzte, zu verfügbaren Selbstobjekten zu machen" (Overbeck 1984, S. 125). In der hypochondrischen Rückwendung der Aufmerksamkeit auf das Herz werden nicht nur Trennungsgefahr und damit mobilisierte Objektverlustangst gebunden, sondern durch die Hinwendung zum eigenen Körper auch die Selbstwahrnehmung und das Selbstwertgefühl stabilisiert. Nach Freud (1917) wird Objektlibido in narzißtische Libido verwandelt. Dabei liegt ein Gewinn der Symbolisierung darin, daß das Herz als Ersatzpartner oder Identitätskern stets vorhanden und immer aktiv bleibt. Aufgrund seiner Wichtigkeit lösen jedoch kleinste Veränderungen seiner Funktion entsprechende Panikreaktionen aus. Der Patient verwandelt äußere Trennungsgefahr mit Angst vor Alleingelassenwerden und dem Gefühl des Minderwertigseins in eine innere, körperliche Dysfunktion um, die für ihn faßbarer ist und in unserem Gesundheitssystem als „Präsentiersymptom" (Balint 1957) besser und eher therapierbar erscheint. Der Patient hält seinen Partner und sich selbst gleichsam an seinem Herzen fest.

Erkrankungssituation

Aufgrund der prämorbiden Charakterstruktur mit psychischer Labilisierung gegenüber Objektverlust und Selbstwertkrisen bildet sich erstmals ein Symptom in relativ spezifischen Lebenskonstellationen, in denen dieser vorgeprägte Patient mit solchen realen oder phantasierten Ängsten konfrontiert wird. Entsprechend wird die Herzneurose ausgelöst bei drohendem, befürchtetem oder realem Partner- oder Liebesverlust wie durch Trennung oder Tod. Ähnliche Wirkung kann bei einer Symptomausweitung auch schon eine Konfrontation mit Unfall, Krankheit oder Todesnachricht in der Umgebung haben wie auch beunruhigende Beobachtungen am eigenen Körper oder induzierende ärztliche Bemerkungen durch unbedachte oder vorschnell geäußerte Diagnosen.

Bei unserem Patienten ging dem unmittelbar ausgelösten Anästhesiezwischenfall mit der Mobilisierung eigener Todesängste der Tod des herzkranken Vaters an einem Prostatakarzinom um 10 Wochen voraus. „Er war für mich zuletzt ein vertrauter Mensch geworden." In dieser Lebensphase hatte sich außerdem die erste Frau des Patienten von ihm getrennt und wünschte die Scheidung.

Verlauf

Die Herzneurose zeigt eher einen chronischen Verlauf mit hypochondrischer Ausweitung und damit zunehmender Einengung des Alltags. In einer klinischen Untersuchung fand Wittich (1966, S. 154) bei 85 % der Herzneurotiker ein „Bewegungsmangelsyndrom" als Folge der Schonhaltung mit „Einschränkung der Herzleistungsbreite, überwiegende Frequenzanpassung an körperliche Belastung und Herzvolumina, die unterhalb des Streubereichs der Norm lagen". Die gesamte Lebensführung des Patienten zentriert sich ängstlich um seine Herzfunktion, was nicht selten zu einem freiwilligen sozialen Abstieg in eine untergeordnete, abhängige Position und schließlich zum Wunsch nach Frühberentung und damit in die bedingungslose Abhängigkeit von der Versorgung durch „Mutter Staat" führt. Nach Dührssen (1972) könnte man folgendes als eine „innere unbewußte Formel" des Patienten annehmen: „Wenn ihr mir keine Autonomie ermöglicht habt, sollt ihr auch jetzt bei mir bleiben und mich versorgen müssen." Über die Herzsymptomatik erhält der Patient in einem sekundären Krankheitsgewinn verstärkte Zuwendung von seinen Angehörigen und v. a. vom Hausarzt, der zum neuen Ich-stabilisierenden Beziehungsobjekt wird, an das sich der Patient klammert. Er schluckt gefügig jede Tablette, wenn der Arzt ihm dadurch verfügbar bleibt. Ihm hilft jedoch weniger das Medikament als vielmehr die tragfähige Arzt-Patient-Beziehung. Eine wirkungsvolle angstmindernde Medikation durch Tranquilizer kann hier sogar eine paradoxe Wirkung haben: Durch den Wegfall der Leitsymptomatik Herzangst muß der Patient eine Verminderung der familiären und ärztlichen Fürsorge befürchten. Er kann daher so lange nicht angstfrei werden, wie er seine Autonomie und Verselbständigung nicht erreicht hat. Mit zunehmender Effektivität der symptomatisch wirksamen angstmindernden Medikation muß der Herzneurotiker den therapeutischen Effekt bekämpfen und verhindern, um sich sein Symptom als Voraussetzung für Zuwendung und hypochondrische Angstbindung an das Organ Herz zu erhalten. Naheliegend ist auch die Gefahr der Gewöhnung mit Dosissteigerung und Abhängigkeit bis zur Sucht.

In unserer Untersuchung erhielten 20 der 50 Herzneurotiker vor der stationären Aufnahme vom Hausarzt Tranquilizer. Nach der somatischen Untersuchung auf der Erste-Hilfe-Station wurden alle Patienten mit Tranquilizern und β-Blokkern therapiert. Keiner der Angstpatienten wurde zur weiteren Diagnostik und Therapie an die psychosomatische Abteilung im Hause weitergeleitet, lediglich 2 Patienten wurde allgemein eine Psychodiagnostik empfohlen.

Behandlung

Daraus ergeben sich Konsequenzen für die Therapie: Die menschliche Zuwendung der Familie und v. a. des fachkundigen und dadurch stark angstmindernden Hausarztes ist wichtiger als die Verschreibung von Tranquilizern, die letztlich die Symptomatik auf Dauer verstärken müssen und in der Regel zu einer Symptomausweitung mit Medikamentenabhängigkeit führen. Der Herzneurotiker kann seine „Präsentiersymptomatik" erst aufgeben, wenn er dafür von den Angehörigen und auch vom Hausarzt ein zuverlässiges Beziehungsangebot erhält. Die Feststellung „Sie haben nichts" aufgrund negativer Organbefunde und Labordiagnostik bewirkt bei dem Patienten das Gefühl, daß er nicht erwünscht ist, was wiederum seine Anklammerungstendenz und sein Klagen verstärkt. Der Herzneurotiker kann kaum glauben, daß er „nichts hat" und wird sich bei rein somatischer Therapie den Arzt suchen, der bei ihm „etwas findet".

Obwohl der erfahrene Hausarzt die Verdachtsdiagnose einer Herzneurose schon aus dem Verhalten des Patienten und seiner Symptomschilderung erhärten kann, ist eine somatische Vordiagnostik aus dreierlei Gründen notwendig:

- Ein sich somatisch äußerndes Symptom braucht zunächst eine somatische Diagnostik.
- Ein gleichzeitig vorhandenes und durch die Herzneurose maskiertes anderes Organleiden sollte nicht mit einem „alles nur seelisch" übersehen werden.
- Der Patient präsentiert eine seelische Grundkrankheit als Organerkrankung. Damit zeigt er aber auch, daß er einen somatischen „Einstieg" in die seelische Problematik eher akzeptieren kann.

Ein negativer Organbefund allein ist noch kein ausreichender Hinweis für das Vorliegen einer psychosomatischen Erkrankung, die den positiven Befund einer neurotischen Fehlentwicklung im psychodiagnostischen Gespräch voraussetzt. Für den mißtrauischen und kontakthungrigen Herzneurotiker sind organische Abklärung und psychodiagnostisches Gespräch durch die Vermittlung des Ernstgenommenwerdens an sich schon Therapie.

Durch eine ständig wiederholte negative Diagnostik zur „Beruhigung" des Patienten wird aber meist das Gegenteil erreicht und die Somatisierungstendenz festgeschrieben, unterstützt durch unklare und ängstigende Interpretationen von harmlosen systolischen Geräuschen, EKG-Veränderungen oder Laborwerten.

Die eigentliche kausale Therapie ist eine konfliktaufdeckende und -klärende Psychotherapie, z. B. als analytische ambulante Einzel- oder Gruppentherapie. Neben der noch lückenhaften Versorgung ist die starke Anklammerungstendenz meist sehr erschwerend für ambulante Psychotherapie. In chronischen Fällen und bei wenig motivierten Patienten erscheint ein psychotherapeutischer Einstieg im mehrwöchigen stationären Setting einer entsprechenden Fachklinik hilfreich und für diese Patienten im gesamten wesentlich effektiver als eine übliche Kurverordnung.

Bei Tachykardie empfiehlt sich eine Medikation mit β-Blockern oder Kalziumantagonisten vom Typ Verapamil, weil eine Tachykardieverminderung die periphere Herz-Kreislauf-Auswirkung der Herzangst reduziert und damit den hypochondrischen Circulus vitiosus unterbricht.

Eine medikamentöse Therapie mit Tranquilizern sollte nur auf den akuten Angstanfall beschränkt bleiben. Ergänzend und hilfreich sind autosuggestive und entspannende Verfahren wie autogenes Training oder funktionelle Entspannung und balneophysikalische Therapie.

Die Herzangstsymptomatik unseres Patienten klang in der Übertragungsbeziehung der Psychotherapie zunächst schnell ab. Die jetzt mobilisierten frühkindlichen Ängste wurden für ihn jedoch zunehmend unerträglich und führten zur stärkeren Therapieabwehr mit gleichzeitiger Angstbindung durch Heirat einer Alkoholikerin. Erst nach Scheitern dieser sehr klammernden Beziehung und Bearbeitung in der Therapie wurde der Patient langfristig beschwerdefrei.

Der entscheidende Therapeut für den Herzneurotiker bleibt auch weiterhin der Hausarzt, der durch seine stützenden Gespräche und sein Kontaktangebot für den Patienten oft die zunächst einzige angemessene Therapieform anbietet. Die gute Arzt-Patient-Beziehung erscheint hier als das wirksamste Therapiemittel, hinter dem Methodenfragen und Medikamentenwahl zurückstehen. Sie ist kausale Beziehungssubstitution, hilft die psychosomatischen Zusammenhänge verstehen und entfaltet in dem Patienten notwendige Krankheitseinsicht und Selbstheilungskräfte. Die Führung dieser Patienten erfordert vom Hausarzt letztlich auch infolge der Diskrepanz zwischen Zeitaufwand und finanzieller Vergütung viel Idealismus und Geduld. Eine wertvolle Hilfe bei dieser schwierigen Aufgabe ist für den Hausarzt das Hinterfragen eigener Gefühlsreaktionen gegenüber solchen belastenden Patienten im Kreise interessierter Kollegen in Form einer Balint-Gruppe. Bei schwierigen Patienten bringt eine Motivation zur fachspezifischen Psychodiagnostik und Psychotherapie bei einem Psychosomatiker bzw. Psychoanalytiker dem Hausarzt Klärung und Entlastung.

Literatur

Alexander F (1951) Psychosomatische Medizin. de Gruyter, Berlin

Balint M (1957) Der Arzt, sein Patient und die Krankheit. Klett, Stuttgart

Beck D (1981) Krankheit als Selbstheilung. Insel, Frankfurt

Delius L (1964) Die vegetative Herz- und Kreislaufstörung. In: Uhlenbruck P von (Hrsg) Praxis der Herz- und Kreislauferkrankungen. Lehmann, München, S 287–328

Dührssen A (1972) Analytische Psychotherapie in Theorie, Praxis und Ergebnissen. Vandenhoeck & Ruprecht, Göttingen

Eith FT, Günzel M (1981) Versuch einer Theorieaufarbeitung für eine klinisch-empirische Untersuchung über das Herz-Angst-Syndrom. Diplomarbeit, FU Berlin

Eith FT, Günzel M (1983) Tiefenpsychologische und psychomerische Befunde zur Ätiopathogenese der Herzneurose. Phil. Dissertation, FU Berlin

Freud S (1917) Zur Einführung des Narzißmus. (Gesammelte Werke, Bd. 10, S 139–170). Fischer, Frankfurt/M.

Fürstenau B, Mahler E, Morgenstern H, Müller-Braunschweig H, Richter HE, Stawen R (1964) Untersuchungen über Herzneurose, Psyche 18:177–190
Hahn P (1971) Der Herzinfarkt in psychosomatischer Sicht. Vandenhoeck & Ruprecht, Göttingen
Jores A (1981) Die Herzphobie. In: Jores A (Hrsg) Praktische Psychosomatik, 2. Aufl. Huber, Bern Stuttgart Wien, S 92–99
Overbeck G (1984) Krankheit als Anpassung. Suhrkamp, Frankfurt/M
Richter HE (1963) Eltern – Kind – Neurose. Klett, Stuttgart
Richter HE (1964) Zur Psychodynamik der Herzneurose. Z Psychosom Med Psychoanal 10:253–267
Richter HE (1970) Patient Familie. Rowohlt, Reinbeck
Richter HE, Beckmann D (1969) Herzneurose. Thieme, Stuttgart
Rudolf G (1981) Untersuchungen und Befund bei Neurosen und Psychosomatischen Erkrankungen: Materialien zum „Psychischen und Sozial-Kommunikativen Befund" (PSKB). Beltz, Weinheim Basel
Schoenecke OW, Herrmann JM (1979) Das funktionelle kardiovaskuläre Syndrom. In: Uexküll Tvon (Hrsg) Lehrbuch der Psychosomatischen Medizin. Urban & Schwarzenberg, München Wien Baltimore, S 464–475
Studt HH (1979) Herzneurose. Med Klin 74:1301–1305
Studt HH, Bernhard P, Eith TF, Günzel M, Riehl A (1983) Zur Ätiopathogenese der Herzneurose. In: Studt HH (Hrsg) Psychosomatik in Forschung und Praxis. Urban & Schwarzenberg, München Wien Baltimore, S 258–275
Wittich GH (1966) Psychosomatische Untersuchungen zur Bewegungstherapie bei Herz-Kreislauf-Neurosen. Verh dtsch Ges Kreislaufforsch 32:154
Wittich GH (1977) Die Herzneurosen. In: Reindell H, Roskamm H (Hrsg) Herzkrankheiten. Springer, Berlin Heidelberg New York, S 527–528

Zur Psychosomatik des Herzinfarkts und des essentiellen Hypertonus

F. Lamprecht

Einleitung

Das Gefäßsystem gilt schon seit frühen klinischen Beobachtungen (Curtius 1955) als Einbruchspforte der Psyche in den Leib. Die symbolische Besetzung des Herzens und seine vegetative Innervation machen dieses sowie die Tonusregulation der Gefäße, und zwar nicht nur der sichtbaren Hautgefäße, z. B. beim Erröten vor Scham oder Bleichwerden vor Schreck, sehr empfindlich für emotionale Störgrößen. Die vasovagale Synkope und die hypertone Krise sind vielen geläufig. Ziel dieser Ausführungen aber ist es nicht, auf die funktionellen Kreislaufregulationsstörungen und Herzrhythmusstörungen einzugehen, sondern es soll die psychosomatische Betrachtung des Myokardinfarkts und des essentiellen Hypertonus dargestellt werden.

„Psychosomatisch" heißt hier: der Versuch, den erkrankten Menschen in der biopsychosozialen Bedingungskonstellation seines Leidens zu verstehen. Es sei erwähnt, daß die genannten Krankheitsbezeichnungen hier sehr global gebraucht werden. Die Spannbreite zwischen stummem Infarkt und einem großen transmuralen Infarkt ist weit, auch muß der essentielle Hypertonus als ein Sammeltopf für eine Anzahl heterogener Untergruppen gesehen werden, deren biologische Abgrenzung noch im Entstehen ist.

Gruppenbilder und diagnostische Kategorien akzentuieren das Gemeinsame im Krankheitsverlauf, um daraus routinemäßige Therapierichtlinien abzuleiten; eine patientenzentrierte Medizin wird versuchen, das Individuum mit seiner spezifischen Umwelt (v. Uexküll 1928) zu sehen, um daraus individuelle Therapierichtlinien zu entwickeln. „Die Leistungsfähigkeit eines Menschen ist eben nicht eine bloße Funktion der Kreislaufenergetik, sondern sie ist bestimmt durch das Verhältnis seiner psychophysischen Struktur zu seiner psychophysischen Umwelt"; das bedeutet für Viktor von Weizsäcker, daß die Leistungsfähigkeit nicht als eine quantitative Größe gesehen werden kann, sondern als eine Qualität der Zuordnung einer bestimmten Fähigkeit der Person zu einer bestimmten lebensmöglichen Aufgabe (v. Weizsäcker 1939, S. 42). Eine solche Sichtweise betrachtet den Menschen als „politicon zoon" in seiner Arbeitswelt, in seinen sozialen Bezügen, innerhalb der Familie und im größeren gesellschaftlichen Kontext.

Es ist eine bei Ethnologen und Soziologen bekannte Tatsache (Prior 1977), daß es viele nichtindustrialisierte Primitivstämme gibt, bei denen Herz-Kreislauf-Erkrankungen buchstäblich unbekannt sind. Deswegen gehören ja der essentielle Hypertonus und der Myokardinfarkt zu den sog. Zivilisationskrankheiten, und da die Errungenschaften für die Zivilisation und die Prägung unserer Gesellschaft sehr vom Manne bestimmt sind und auch die gesellschaftlichen Ziel- und Wertvorstellungen ihre patriarchalische Herkunft nicht verleugnen können, nimmt es nicht Wunder, daß die Männer eben aufgrund der größeren Identifikationsbereitschaft mit diesen Wertvorstellungen verstärkt auch Opfer dieser Zivilisationskrankheiten werden (s. Tabelle 1). Die Entwicklungstendenz der letzten 14 Jahre zeigt aber, daß die Frauen durch die Internalisierung männlicher Wertvorstellungen ihren Geschlechtsbonus bei den Herz-Kreislauf-Krankheiten zu verspielen scheinen. Diesem eher allgemein gehaltenen Einleitungsteil sollen nun speziellere Aussagen folgen.

Tabelle 1. Sterbefälle an akutem Myokardinfarkt (ICD 410). (Aus Statistisches Bundesamt, Gruppe VII D, Wiesbaden)

Im Jahre	Verhältnis ♂/♀	Absolutzahlen		Je 100000 Einwohner	
		♂	♀	♂	♀
1968	1,93	39362	20352	137	64
1969	1,89				
1970	1,88				
1971	1,87				
1972	1,84				
1973	1,80				
1974	1,76				
1975	1,71				
1976	1,69				
1977	1,68				
1978	1,44				
1979	1,58				
1980	1,57				
1981	1,54				
1982	1,50	49690	33059	168	102

Typ-A-Verhalten

Der von Rosenman u. Friedman (1961) beschriebene Verhaltenstyp A ist 1981 von einem Ausschuß der American Heart Association als Risikofaktor für den Myokardinfarkt anerkannt worden. Bei dem multifaktoriellen Pathogenesekonzept des Herzinfarkts erklärt dieser Risikofaktor – wie in der prospektiven Western Collaborative Group Study gezeigt wurde – 30% der Varianz (Rosenman et al. 1966, 1975). Die berechnete Varianz ist der Korrekturwert nach Ausschaltung anderer Risikofaktoren. Dieses Typ-A-Verhalten ist nun charakterisiert durch ein hohes Maß an Zeitdruck, an frei flottierender Feindseligkeit, an Wettbewerbsorientiertheit, weiterhin durch eine laute, explosive, schnelle Sprache sowie durch eine Ungeduldshaltung. Es wird gemessen in einem strukturierten Interview (Rosenman 1978) oder mit dem Jenkins Activity Survey (Jenkins et al. 1974). Die Ausprägung dieses Verhaltensmusters zeigte in einer koronarangiographischen Untersuchung eine grobe Korrelation zu der Ausbildung der Koronarsklerose unabhängig von Fettstoffwechselparametern und sonstigen Risikofaktoren (Williams et al. 1980).

Wie kann man nun den Infarktpatienten psychodynamisch charakterisieren, und welche Möglichkeiten ergeben sich zu einer an Einsicht gebundenen Änderung der Lebensweise? Hahn (1971) beschreibt die zwanghaften, perfektionistischen Charaktermerkmale mit u. a. nach Leistung und sozialer Anpassung drängendem Über-Ich, mit Wunsch nach Anerkennung und Zwang zur Aktivität, meist als Reaktionsbildung auf die dem Patienten nicht bewußten Wünsche nach Sicherheit, Geborgenheit und Fürsorge. Bernhard u. Studt (1980) haben in ihrer Untersuchung die Gruppe der Infarktpatienten wie folgt charakterisiert: „Diese Patienten waren zielorientiert, ungeduldig, jede Minute sinnvoll nutzend, auf Entlassung drängend. Die eigenen Wahrnehmungen waren altruistisch auf Bedürfnisse der Angehörigen gerichtet, deren Wohlergehen sie sich sehr zu Herzen nahmen. Gemochtwerden schien identisch zu sein mit Leisten, um sich für andere furchtlos kämpfend aufzuopfern. Daraus entstand das Bild des kontraphobischen, hyperaktiven und altruistischen Patienten, der kaum klagte und sich gut an die neue Situation anpaßte." Wir erkennen hier teilweise Typ-A-Verhaltensmerkmale wieder. Unter der oberflächlichen Gefügigkeit findet sich häufig eine latente Feindseligkeit, die ebenfalls der dem Typ-A-Verhalten verhafteten, frei flottierenden Feindseligkeit entsprechen dürfte. In der erwähnten Untersuchung fand Bernhard, daß nur 2 von 10 Infarktpatienten ein leichtes Leidensgefühl angaben und das Infarktereignis als leichte vitale Bedrohung empfanden. Leiden, Todesangst und Traurigkeit konnten nicht zugelassen werden, und beim Personal wurden die Infarktpatienten als freundlich, angenehm, sympathisch empfunden, sie verursachten die geringste Arbeitsbelastung. Dementsprechend fand sich im Krankenblatt die Eintragung „psychisch unauffällig". Das ist es, was ich an anderer Stelle als Verleugnungsfalle bezeichnet habe (Lamprecht 1984); denn alles funktioniert reibungsloser, wenn man diese Abwehr nicht hinterfragt. Aber hat der Infarktpatient nicht schon viel zu lange, viel zu gut funktioniert, so daß man die Erkrankung mit Hübschmann (1977) als eine Art Körperstreik verstehen könnte? An einem tragischen Einzelfall möchte ich zusätzlich zeigen, daß sich beim Infarktpatienten, wie auch in anderen Untersuchungen gezeigt wurde, ähnlich wie beim Suizidpatienten, ein hohes Maß an autoaggressivem Potential findet.

Fallbeispiel

Eine 58jährige Justizangestellte wird 10 Tage nach einem ausgedehnten Vorderwandinfarkt im Rollstuhl in mein Zimmer geschoben, es wird um ein beratendes Gespräch gebeten. Die leicht untergewichtige Patientin mit normalen Cholesterin- und Triglyzeridwerten und unauffälligem Zuckerstoffwechsel zeigte lediglich in ihrem Zigarettenkonsum (30 Zigaretten pro Tag) einen der herkömmlichen Risikofaktoren. Ohne eine Frage meinerseits fing sie sofort an zu erzählen, ereiferte sich über schlechte Behandlung bei Mitpatienten und lächelte triumphierend, wenn die Ärzte ihrer Meinung nach Fehler gemacht hätten. Im übrigen fühle sie sich wohl, aber sie könne nicht untätig im Bett liegen. Sie spricht ununterbrochen, so daß ich sie ab und zu unterbrechen muß und in meiner Gegenübertragung Ärger als Antwort auf ihre aggressive Haltung verspüre. Sie antwortet blitzschnell auf Fragen, so, als ob sie alles sicher im Griff habe. Um es kurz zu machen: Sie zeigte alle Charakteristika eines Typ-A-Verhaltens. Was ich an dieser Patientin klarzumachen versuche, ist die Vermutung, daß m. E. das geschilderte Verhalten psychodynamisch als Abwehr zu verstehen ist. Die Patientin ist die Älteste von 5 Kindern gewesen; ein Jahr nach ihrer Geburt bekam die Mutter Zwillinge. Es gehört nicht viel Phantasie dazu, sich vorzustellen, daß die Mutter in dem für die Patientin noch so wichtigen 2. Lebensjahr überwiegend mit den neugeborenen Zwillingen beschäftigt war. In der Pubertät starb die Mutter. Die Patientin wurde schon vorher voll in die Verantwortung für die jüngeren Geschwister mit einbezogen. Die Sorgen für andere hat sich als altruistische Abtretung ihrer eigenen Bedürfnisse bis zum gegenwärtigen Zeitpunkt erhalten. Die Fragen: „Wer kümmert sich um mich? Wo finde ich meine Geborgenheit?" schlummern im Verborgenen. Die nach außen gekehrte stramme Haltung forderte im Laufe ihres Lebens zahlreiche Tribute, so z. B. Fehlfunktionen der Kaumuskulatur mit pathologischen Schliffacetten durch nächtliches Zähnezusammenbeißen, 2malige Laminektomie wegen Bandscheibenschäden als Folge von Verspannungen in der Lendenwirbelsäulenmuskulatur, immer wieder Myogelosen im Schulter-Nacken-Bereich, verbunden mit Kopfschmerzen, schließlich ein Magendurchbruch und – wie ich behaupten möchte – der Vorderwandinfarkt als eine Fortsetzung dieser Kette. Sie selbst kann schließlich für sich formulieren: „Ich benutze die Arbeit als Abwehr gegen meine Depression." Suizidale Gedanken klingen an; schließlich erwähnt sie die Alternative „Arbeit oder Suizid". Ich gebe ihr zu verstehen, daß das keine Alternative ist, sondern Arbeit in ihrem Zustand Selbstmord bedeuten würde. Sie nimmt das mit einem wissenden Lächeln zur Kenntnis. Einen 4 Tage später ausgemachten 2. Gesprächstermin konnte sie nicht mehr wahrnehmen, da sie an den Folgen eines Reinfarkts verstorben war.

Das Typ-A-Verhalten ist wegen seines ubiquitären Vorkommens und seiner relativen Unspezifität nicht geeignet für primär-präventive Maßnahmen, da das Nichteintreffen eines Ereignisses, hier des Infarkts, nicht als Erfolgskriterium gelten kann. Anders allerdings bei der Sekundärprävention, d. h. bei Patienten mit Erstinfarkt, die dieses Verhaltensmuster zeigen, sind psychotherapeutische Maßnahmen wohl angezeigt. So konnte in der groß angelegten Präventionsstudie in San Francisco gezeigt werden, daß bei den traditionell nur durch Kardiologen betreuten Patienten die Quote von Reinfarkten am Ende des 3. Jahres bei 5,7% lag, in der zusätzlich durch Verhaltensmodifikation behandelten Gruppe bei 1,2%, ein Ergebnis, das auf dem 1%-Niveau statistisch signifikant war (Friedman et al. 1984).

Der essentielle Hypertonus

Wenn man davon ausgeht, daß der essentielle Hypertonus eine heterogene und multifaktoriell bedingte Erkrankung ist, dann kann man nicht erwarten, daß etwa ein spezifischer Konflikt oder ein besonderer Persönlichkeitszug verantwortlich gemacht werden können; ebenso wenig gilt das für biologische Unterschiede, z. B. für die Adrenalin- oder Noradrenalinwerte. Für beides gilt, daß an Subgruppen beobachtbare Unterschiede sich in Querschnittsanalysen mit einer großen Anzahl ausnivellieren. Die in der Hochdruckliteratur immer wieder beschriebenen 3 Paradoxien – nämlich 1) daß es sich beim Hochdruck um ein Symptom handelt, das leicht zu entdecken ist und oft unentdeckt bleibt, 2) daß es sich um ein Symptom handelt, das einfach zu behandeln ist, aber häufig unbehandelt bleibt, und 3) daß die Behandlung oft ineffektiv ist, obwohl es hier wirkungsvolle Medikamente gibt – gründen sich im wesentlichen auf den mangelnden Leidensdruck. Da sich der Leidensdruck in den meisten Fällen nicht auf den Blutdruck bezieht, sondern in anderen Bereichen liegt, muß hier der Arzt eine hermeneutische Funktion ausüben. Wenn er dies nicht tut, wird mangelnde Compliance die Folge sein.

Psychodynamik

Bezüglich psychosozialer Faktoren gibt es 2 Grundhypothesen: 1) daß gewisse Menschen aufgrund ihrer Persönlichkeitsmerkmale eine größere Wahrscheinlichkeit haben, einen Hochdruck zu entwickeln, als andere und 2) daß bestimmte Situationen eher wahrscheinlich sind, einen erhöhten Blutdruck zu provozieren, bei wem auch immer; wenn natürlich beides zusammenkommt, wird es besonders kritisch. Einer der am häufigsten beschriebenen Befunde ist, daß der Hochdruckpatient Konflikte vermeidet, um dem zu gefallen, zu dem er persönliche Beziehungen unterhält und von dem er sich abhängig fühlt, also keine psychologischen Möglichkeiten hat, seine Wut und seinen Ärger auszudrücken (Alexander 1939); das würde auf seine Ich-Entwicklung bezogen heißen, daß ihm die Integration von libidinösen und aggressiven Impulsen nicht gelungen ist.

Andere beschreiben wiederum eine geringere Selbsteinschätzung, ein Überkontrolliertsein, ein Schuldbeladensein, eine Haltung von Unterwürfigkeit, einen Mangel an Phantasieleben, ein Verbergen persönlicher Gedanken, Wahrnehmungsunterschiede in dem Sinne, daß die Patienten auch Feindseligkeiten von anderen nicht erkennen (Sapira et al 1973). Von psychoanalytisch arbeitenden Kollegen werden zusätzlich zwangsneurotische Abwehrstrukturen bei weiterschwelender Aggressivität beschrieben sowie eine Helferhaltung bei Hypertonikern, bei denen eine neurotische Idealbildung und geheime Überlegenheitsgefühle zugrunde liegen (Quint 1976). Für die Hypothese 2, daß bestimmte Situationen zur Blutdruckerhöhung führen, gibt es zahlreiche Beispiele, wie z. B. Prüfungssituationen oder auch das Bodenpersonal von Flughäfen (Taylor 1974). In anderen Untersuchungen zeigten sich die Lärmexposition, das Ausmaß, Kontrolle über eine Situation zu haben, kompetitive Situationen am Arbeitsplatz und die Monotonie der Arbeit für Blutdruckerhöhungen verantwortlich. Weiterhin kann man aus epidemiologischen Untersuchungen den Schluß ziehen, daß in vormals unterentwickelten Ländern, in denen der Zivilisationsprozeß überstürzt in 1-2 Jahrzehnten ablief, gehäuft Hypertonie auftritt (Henry u. Cassel 1969); dabei ist wichtig, daß das, was in der angelsächsischen Literatur als „social support system" bezeichnet wird, wozu auch eine intakte Familie gehört, eine protektive Funktion gegenüber Herz-Kreislauf-Erkrankungen haben kann. In sich schnell wandelnden Gesellschaften, charakterisiert durch soziale und geographische Mobilität, zeigen sich Verhaltensänderungen, Anstieg der Blutlipide und des Blutdrucks, des Zigaretten- und Kaffeekonsums, die die Zahl derer hochschnellen lassen, die an Herz-Kreislauf-Erkrankungen sterben oder – wie man auch sagen könnte – die an „gebrochenem Herzen" zugrundegehen.

Polysymptomatik

An anderer Stelle (Lamprecht 1982, 1983) habe ich beschrieben, daß es im Rahmen einer schleichenden, in die Biographie eingewobenen Krise zu einer Desintegration des vegetativen Nervensystems kommen kann. Es sind ja weniger die direkt mit dem erhöhten Blutdruck in Zusammenhang stehenden Symptome, die den Patienten zum Arzt führen, sondern vielmehr die in Zusammenhang mit frustranen Lösungsversuchen in der erwähnten Krisensituation auftretende Polysymptomatik, die dann auch für die häufig anzutreffende Multimorbidität beim essentiellen Hypertoniker verantwortlich ist. So fanden sich in einer Untersuchung (Stokvis 1941) von mehreren hundert Hypertoniepatienten bei 40% Symptome im Gastrointestinalsystem, bei 52% Schmerzen in den Schultern und in den Extremitäten, bei 65% eine labile Stimmung mit verminderter Konzentrationsfähigkeit, Angst und rasche Ermüdbarkeit, um nur einige Beispiele zu nennen. Ich möchte das hier allgemein Dargestellte noch an einem Beispiel verdeutlichen:

Fallbeispiel

Der 44jährige, mir von der Hochdrucksprechstunde konsiliarisch zugewiesene Patient erweist sich zunächst als geschickter Patient und legt mir einen Zettel hin mit all den Medikamenten, die er im letzten Jahr versucht hatte. Diese Liste enthält, nach Organsystemen geordnet, 73 Medikamentennamen. Sie belegt für mich eindrucksvoll das andauernde Mißverständnis zwischen Arzt und Patient. Der Patient erwähnt zunächst seine Durchschlafstörungen, er habe auch Blähungen und häufig einen Blähbauch, dann wieder Durchfälle und Schweißausbrüche. Er sei überhaupt leicht erregbar und könne sich schwer konzentrieren. Im Zusammenhang damit habe er einen Arzt konsultiert, der einen Blutdruck von 195/110 mm Hg festgestellt habe. Alle Blutuntersuchungen, Nierenuntersuchungen sowie Hormonuntersuchungen und Urinproben, ebenso das EKG seien unauffällig gewesen. Das Gespräch fand im Februar 1984 statt. Für den Sommer 1984 stand für den Patienten ein Wechsel aus Berlin an, was er seit dem Herbst des Vorjahres wußte und was sich im Mai 1983 angebahnt hatte, als er auf einer Kur eine 7 Jahre jüngere Frau kennengelernt hatte, mit der er inzwischen 2mal im Urlaub war, die er an den Wochenenden regelmäßig besucht und mit der er zusammenleben will. Sie kommt aus einer Stadt in Westfalen, ist dort als technische Auslandskorrespondentin tätig und kann ihren Beruf nicht aufgeben. Der Patient selbst ist als Industriekaufmann in leitender Stellung bei einer Firma in Berlin. 1971 sei seine bislang einzige Ehe, die 1962 mit einer 2 Jahre jüngeren Frau geschlossen wurde, geschieden worden. Kinder hätten sie nicht gehabt. Die Frau hätte aber mehrere Verhältnisse gehabt, „ich habe mich auch als Mann entwertet gefühlt". Er habe eine horrende Angst vor einem Vertrauensbruch in der jetzigen Beziehung. Neben seinen Hobbys beim Kegelverein und beim Schießsportverein der Polizei ist für die Psychodynamik erwähnenswert, daß er jeden Abend, wenn er von der Arbeit kommt, seine Mutter besucht und an den Wochenenden bei ihr Mittagessen und Abendbrot einnimmt. 1962 sei er von der Mutter weggezogen und habe direkt geheiratet.

Ich möchte aus der Genese nur noch erwähnen, daß der Patient als Einzelkind aufgewachsen ist und daß der Vater starb, als er 4 Jahre alt war. Es besteht eine ausgeprägte Mutterbindung, weswegen die Entscheidung, die Mutter zu verlassen, seine Stelle aufzugeben und nach Westdeutschland zu ziehen, für ihn mit erheblichen Ambivalenzgefühlen einhergeht. In dieser Krisensituation ist es dann auch zur Manifestation der verschiedenen Symptome gekommen. Einen nochmaligen Vertrauensbruch würde der Patient wahrscheinlich nicht verkraften, deswegen die erhebliche Angstmobilisierung. Der mit dem Umzug verbundene berufliche Abstieg – er würde dort freier Handelsvertreter sein und hätte eine Reisetätigkeit von 2-3 Tagen pro Woche bei einem Fixum von DM 2000.– gegenüber einem Festgehalt von jetzt DM 4000.– muß gleichzeitig als Entwertung seiner Männlichkeit verstanden werden. Krise heißt ja das Anstehen einer Entscheidung, die gefällt werden muß, und so scheint die Entscheidung – und das ist der Fokalkonflikt –, bei seiner Mutter zu bleiben und im Beruflichen seinen Mann zu stehen, zu alternieren mit der Möglichkeit, sich als Mann zu beweisen und dabei einen beruflichen Abstieg in Kauf nehmen zu müssen.

Die wechselweise Aktivierung von Sympathikus und Parasymphytikus in Richtung Progression und Regression im Zusammenhang mit den angedeuteten Versuchungs- und Versagungssituationen könnte zu einer Entgleisung und Aufhebung der Reziprozität der beiden Schenkel des autonomen Nervensystems geführt haben und so in dieser Phase der Hochdruckentwicklung bedeutsam gewesen sein. Ich habe den Patienten 2mal gesehen und ihm gesagt, wenn er sich entschieden habe, würde ich mich freuen, wenn er mir schreiben würde, wie es ihm ginge. Ich erhielt vor kurzem eine Karte, in der er mir mitteilte, daß es ihm noch ein halbes Jahr sehr schlecht gegangen sei, er dann nach Westdeutschland gezogen sei, dort geheiratet habe und daß die beruflichen Dinge sich besser angelassen hätten, als er antizipiert hatte. Er sei seit einem Jahr medikamentenfrei und bei insgesamt 5maligen Blutdruckmessungen über die Zeit verteilt bei seinem Hausarzt sei der höchste Wert 140/100 mm Hg gewesen.

Patientenführung

Abschließend noch einige Empfehlungen für den, der das ärztliche Gespräch in der Behandlung des essentiellen Hypertonus nicht auf die Verschreibung des Medikaments beschränken will. Ein Mensch, dem im Rahmen eines präventiven Blutdruckscreeningprogramms gesagt wird, daß er einen erhöhten Blutdruck habe, wird dadurch noch nicht zu einem Patienten. Das Aufzeigen von möglichen Folgeerscheinungen seines Symptoms als sanftes Druckmittel, ihn zu einer Behandlung zu überreden, führt leicht zur Aktivierung frühkindlicher Abwehr- und Trotzhaltung. Es kann hier die zunächst paradox anmutende Aufgabe des Arztes sein, den Menschen mit Hochdruck zu einem Leidenden und damit zu einem Patienten zu machen. Da das Leid bei diesen Menschen nicht im Leiblichen empfunden wird, kann es nur darum gehen, das Leid in anderen Bereichen für den Patienten sichtbar zu machen. Wenn man z. B. an die für einige Hochdruckpatienten zutreffende psychodynamische Kurzformel Alexanders (1939) denkt, nämlich an einen Menschen, der ständig vorbereitet ist auf einen Kampf, der niemals stattfindet, so ist die Bewußtwerdung eines unausgetragenen Konflikts für diesen Patienten zwar mit Leid verbunden, aber gleichzeitig auch mit der Möglichkeit, in eigener Sache aktiv zu werden – etwas, was gesunde Eigenkräfte mobilisieren kann.

Das Oszillieren zwischen teilnehmenden und beobachtendem Ich ist das, was ärztliche Kunst ermöglicht. Die zu weit gehende, in erster Linie unbewußte Identifizierung mit dem Patienten kann zum Verlust der kritischen Distanz führen und damit zur Einschränkung der Beobachtungsfähigkeit, während die Beschränkung auf die beobachtenden Ich-Funktionen den Patienten zum Objekt werden läßt und damit alle einer objektivistischen Auffassung vom Menschen widersprechenden Wahrnehmungsinhalte unterdrückt. Das, was den betreffenden Patienten als einmaliges Individuum auszeichnet, was sein Wesen ausmacht und was sich nicht in Modell und Koordinaten einordnen läßt, wird ausgeblendet. Dadurch verwehren wir uns den Durchblick oder das, was wir Diagnose nennen, und verzichten damit auf die Wahrnehmung des Unverborgenen, was in der Sprache der Griechen Wahrheit bedeutet. Wenn dieser Durchblick nicht gelingt, darf man sich nicht wundern, daß der Patient sich anders verhält, als es der therapeutischen Empfehlung entspricht. Im positiven Fall aber wird sich die Behandlung für Arzt und Patient zufriedenstellender gestalten.

Literatur

Alexander F (1939) Emotional factors in essential hypertension. Psychosom Med 1:173–179

Bernhard P, Studt HH (1980) Psychosomatische Aspekte in der Intensivmedizin. Krankenhausarzt 53:701–705

Curtius F (1955) Gefäßsystem und Psyche (nach klinischen Erfahrungen) Z Psychosom Med 2:81–89

Friedman M, Thoresen CE, Gill JJ et al. (1984): Alternation of type A behavior and reduction in cardiac recurrences in postmyocardial infarction patients. Am Heart J 108:237–248

Hahn P (1971) Der Herzinfarkt in psychosomatischer Sicht. Vandenhoeck & Ruprecht, Göttingen

Henry IP, Cassel IC (1969) Psychosocial factors in essential hypertension: Recent epidemiologic and animal experimental evidence. Am J Epidemiol 90:171–200

Hübschmann H (1977) Der Herzinfarktkranke als Borderline-Patient – Nichterleben von Körper und Todesnähe. Dyn Psychiatr 45:285–296

Jenkins CD, Rosenman RH, Zyzanski SJ (1974) Prediction of clinical coronary heart disease by a test for coronary-prone behavior pattern. N Engl J Med 290:1271–1275

Lamprecht F (1982) Der Barorezeptorenreflex und seine Beziehung zur Hochdruckentstehung. Verh Dtsch Ges Inn Med 88:1209–1214

Lamprecht F (1983) Central nervous system mechanisms in experimental hypertension. In: Dembrowski TM, Schmidt TH, Blümchen G (eds) Biobehavioral bases of coronary heart disease. Karger, Basel, pp 401–415

Lamprecht F (1984) Das Arzt-Patienten-Verhältnis in ambulanten Coronargruppen: Chancen und Risiken. In: Halhuber C (Hrsg) Ambulante Herzgruppen. Perimed, Erlangen, S 217–224

Prior I (1977) Migration and physical illness. Adv Psychosom Med 9:105–131

Quint H (1976) Der Hypertoniker in psychodynamischer Sicht In: Eiff W von (Hrsg) Essentielle Hypertonie. Thieme, Stuttgart, S 65–189, 217–222

Rosenman RH (1978) The interview method of assessment of the coronary prone behavior pattern. In: Dembrowski TM, Weiss SM, Shields JL, Haynes SG, Flinleib M (eds), Coronary-prone-behavior. Springer, Berlin Heidelberg New York, pp 55–69

Rosenman RH, Friedman M (1961) Association of specific behavior pattern in women with blood and cardiovascular findings. JAMA 24:1173–1184

Rosenman RH, Friedman M, Straus R, Wurm M, Jenkins CD, Messinger HB (1966) Coronary heart disease in the Western Collaborative Group Study: A follow-up experience of two years. JAMA 195: 130–136

Rosenman RH, Brand RJ, Jenkins CD, Friedman M (1975) Coronary heart disease in the Western Collaborative Group Study: Final follow-up of 8½ years. JAMA 233:872–877

Sapira JD, Eileent S, Heib BA, Moriarty R, Shapiro AP (1973) Differences in perception between hypertensive and normotensive populations. Psychosom Med 33:3–11

Stokvis B (1941) Psychologie und Psychotherapie der Herz- und Gefäßkranken. N.V. Uitgeversmaatschappij „De Tijdstroom", Lochem, S 147–151

Taylor SH (1974) Environmental stress and the heart. In: Muir JR (ed) Prospects in the management of ischaemic heart disease. Ciba Laboratories, Hersham, pp 244–258

Uexküll J von (1973) Theoretische Biologie. Suhrkamp, Frankfurt

Weizsäcker V von (1939) Über „seelische Einflüsse auf den Ablauf der Kreislaufkrankheiten". In: Über seelische Krankheitsentstehung. Thieme, Leipzig, S 42–56

Williams RB, Haney TL, Lee KL, Kong Y, Blumenthal JA, Whalen RE (1980) Type A behavior, hostility and artherosclerosis. Psychosom Med 42:539–549

Magen-Darm-Trakt

Psychogene Schluckstörungen

D. Bolk-Weischedel

Einleitung

Schluckstörungen können durch eine Vielzahl organisch bedingter Störungen aus dem Fachgebiet des HNO-Arztes, des Chirurgen oder des Neurologen verursacht sein, was jeweils der Abklärung bedarf (differential-diagnostische Zusammenstellung s. Strümpel 1960). Sie können jedoch auch psychogen-funktioneller Natur sein und fallen damit in die Zuständigkeit des psychosomatisch tätigen bzw. ausgebildeten Arztes.

Verschiedene Formen der Störungen des Schluckakts

Die *Schluckstörung* im engeren Sinne besteht in der Schwierigkeit oder auch im Unvermögen, Nahrung zu schlucken. Sie kann begleitet sein von dem Gefühl, keinen oder zuviel Speichel (Szász 1950) zu haben, der Schluckreflex setze aus und von der Angst zu ersticken. Die Schluckstörung kommt als Leitsymptom einer Erkrankung eher selten vor, häufiger als Begleitsymptomatik bei Patienten mit frei flottierenden, phobischen und hypochondrischen Ängsten.

Das *Globusgefühl* besteht in einem Fremdkörpergefühl in Rachen und Hals. Pathophysiologisch findet sich ein verstärkter Tonus der Ringmuskulatur am Speiseröhreneingang. Es ist häufig Begleitsymptomatik bei Angstkranken und Phobikern. Der „Globus hystericus" wird nach neueren Untersuchungen nicht ausschließlich als Konversionssymptom, sondern auch als psychosomatisches Symptom aufgefaßt (Lehtinen u. Puhakka 1976).

Dysphagie werden Störungen im ösophagealen Bereich genannt. Sie sind mit der Empfindung verbunden, die Nahrung bleibe stecken, was häufig zu Würgen führt. Pathophysiologisch handelt es sich um Spasmen der Ösophagusmuskulatur. Faulkner wies bereits 1940 auf psychogene Faktoren bei dieser Erkrankung hin.

Bei der *Achalasie* bzw. dem *Kardiospasmus* handelt es sich um eine neuromuskuläre Störung mit fehlender Peristaltik der mittleren Ösophagusmuskulatur und verminderter Erschlaffung des unteren Speiseröhrensphinkters. Dies führt zu dysphagischen Beschwerden und zur Regurgitation von Speisen. Psychoexperimentell wurden Entleerungsverzögerungen durch Streßinterviews nachgewiesen (Freyberger 1979).

Bei der *Aerophagie* wird unbewußt zu oft und zu viel Luft geschluckt, was zu häufigem Aufstoßen, aber auch zu Völlegefühl im Oberbauch, Blähungen von Magen und Darm und nicht selten zu Herzbeschwerden führt. Es handelt sich um eine funktionell-neurotische Störung. Hoff (1953) fand bei davon betroffenen Patienten, daß sie Verletzungen des Geltungsbedürfnisses nicht ausgleichend verarbeiten konnten. Heyer (1925) bezeichnet die Aerophagie als einen „Ausdrucksvorgang bei Menschen, die oft etwas herunterschlucken müssen" (zit. nach Hoff 1953).

Wenigstens zu erwähnen ist in diesem Zusammenhang die *„psychogene Angina"* – nach der Bezeichnung v. Weizsäckers (1935) –, die ja Schluckstörungen zur Folge hat. Ihr Ausbruch scheint in engem Zusammenhang mit erotischen Erlebnissen, aber auch mit Verlangen nach Versorgtwerden („Männerkindbett", „couvade") und, nach Schellack (1957/58), mit Konflikten im Besitz- und Geltungsstreben zu stehen.

Zur Physiologie des Schluckakts

Die Nahrungsaufnahme beginnt mit dem Riechen, Schmecken und Sehen der Speise und der folgenden Speichelsekretion. Die Innervation der für den Schluckakt zuständigen Muskeln geschieht über die somatomotorischen Fasern des N. glossopharyngeus und des N. vagus, gesteuert wird der Schluckakt teils somato-, teils viszeromotorisch – der obere und mittlere Teil des Ösophagus besteht ja aus quergestreifter, der untere aus glatter Muskulatur. Der einleitende Schluckreflex läuft über die Medulla oblongata; von Hypothalamus, Corpus amygdaloideum und motorischer Großhirnrinde aus kann der Schluckvorgang wesentlich modifiziert werden, d. h. über diese Wege können auch bewußte oder unbewußte Vorstellungen Einfluß nehmen (Schiffter 1985). Nach dem Schluckakt sorgen durch Dehnungsreize ausgelöste peristaltische Wellen für den Transport der Nahrung bis zur Kardia.

Zur Symptombildung der psychogenen Schluckstörung

Zu einer psychogen-funktionellen Störung kann es in jeder Phase dieses skizzierten Ablaufs kommen. So kann es durch Ausblendung der einleitenden Sinneswahrnehmung, z. B. des Schmeckens, zu mangelndem Speichelfluß und erschwertem Schlucken kommen.

Begleitende bewußte ärgerliche Affekte können vorübergehend die Nahrungsaufnahme stören im Sinne von: „Mir bleibt die Spucke weg" oder: „Mir bleibt der Bissen im Halse stecken". Durch ständige ambivalente Gefühlsbeziehungen während der Nahrungsaufnahme können bei Kindern – den sog. schlechten Essern – von klein auf diese Störungen konditioniert werden, was dann häufig bis ins Erwachsenenalter hinein zu einer besonderen Reagibilität in Form von Ekelgefühlen, Würgen und Erbrechen auch in unspezifischen Belastungssituationen führt (Dührssen 1952).

Wie bei jeder psychosomatischen Störung muß natürlich auch bei der Schluckstörung an spezifisch somatische Präformierungen evtl. genotypischer Art als Grundlage für die Symptomwahl gedacht werden. Freud hatte bereits 1905 – ohne den „rätselhaften Sprung" (Freud 1917, S. 265) aus dem Seelischen ins Körperliche erklären zu können – darauf hingewiesen, daß ein hysterisches Symptom nicht zustande kommen kann, „ohne ein gewisses somatisches Entgegenkommen, welches von einem normalen oder krankhaften Vorgang in oder an einem Organ des Körpers geleistet wird" (1905, S. 220).

Ein *neurotisches*, psychogenes Symptom entsteht u. a. dann, wenn bestimmte unerträgliche affektbesetzte Vorstellungen aus dem bewußten Erleben verdrängt sind, Teile davon sich jedoch in veränderter Gestalt in Form einer funktionellen Organstörung bemerkbar machen – ein Vorgang, für den Freud 1894 die Bezeichnung Konversion vorschlug und worunter er die ganze oder teilweise Umsetzung der Erregungssumme eines seelischen Konflikts in motorische oder sensorische Innervation verstand. Dabei wird der verdrängte Konfliktinhalt nicht selten in eine primitivere Körpersprache umgesetzt. Freud selbst sah darin auch eine Verwandtschaft zu dem Darwinschen (1872) „Ausdruck der Gemütsbewegungen", der – phylogenetisch bedeutsam – der averbalen Verständigung dient.

Beim Schluckakt handelt es sich um einen solchen *sensomotorischen Vorgang*, und Schluckstörungen im engeren Sinne lassen sich bei neurotisch geprägten Persönlichkeiten häufig als Konversionssymptomatik verstehen.

Aus neurosenpsychologischer Sicht handelt es sich bei den Erkrankten – nach Erfahrung der Autorin häufiger um Frauen als Männer – bevorzugt um hysterisch strukturierte Persönlichkeiten mit oraler Fixierung.

Die verdrängten Konflikte haben 3 Themenschwerpunkte:

1) *Unverarbeitete Kränkungserlebnisse.* Hier ist nochmals auf Breuer u. Freud (1895, S. 250-251) zu verweisen. In der gemeinsam mit Breuer verfaßten Krankengeschichte „Fräulein Elisabeth von R. . . ." schildert er die Empfindungen einer „hysterischen Aura im Halse" seiner Patientin, die parallel zum Gedanken an eine „heruntergeschluckte Kränkung" auftritt.

2) *Versuchungs- und Versagungssituationen im Bereich des Besitzerlebens.* Der Schluckakt steht ja am Beginn der Nahrungsaufnahme und ist eng mit dem oralen Erleben verknüpft.

3) *Sexuelle Versuchungs- und Versagungssituationen.* Liebschaften sind nicht selten mit der Hoffnung auf oralen Gewinn verbunden. Direkte – sprachliche – Verbindungen zwischen Mund-Hals-Bereich und Sexualität zeigen sich z. B. in der obszönen Verwendung von Redewendungen wie „dran zu schlucken haben", „nicht schlucken können", „Schluckstörungen", „den Rachen weit aufreißen" für Charakterisierungen des Oralverkehrs, wofür sich in Bornemanns (1974) „Sex im Volksmund" ca. 70 Begriffe finden.

Bei zielgerichteter Nachfrage, wobei die Vorstellung des Untersuchers von den möglicherweise konfliktbesetzten Themen sicherlich wichtig ist, läßt sich dann die spezifische auslösende Situation eruieren, die weitere Aufschlüsse über die Psychodynamik der Erkrankung gibt.

Fallbeispiel 1

Frau A., eine ca. 50jährige Krankenschwester, litt zum Zeitpunkt der Untersuchung bereits 1½ Jahre unter starken Schluckbeschwerden mit Würgegefühl. Sie konnte praktisch keine Flüssigkeit zu sich nehmen.

Von Kindheit an bestand bei ihr eine Neigung zu Übelkeit und Würgreiz bei stark riechenden Flüssigkeiten und ebenso wenn ein Arzt ihr „seinen Stab in den Hals steckte".

Sie war als einzige Tochter relativ alter Eltern in großbürgerlicher Atmosphäre aufgewachsen. In Identifikation mit ihrem Vater entwickelte sie eine stolze phallische Dominanzhaltung Männern gegenüber, ihre Bedürfnisse nach Versorgung und Anlehnung kamen immer zu kurz, dies sowohl während ihrer kurzen Ehe wie auch in Beziehungen mit Freunden, die sich ihr immer unterordneten.

Erst in der 4jährigen Beziehung zu einem wohlhabenden Freund hatte sich ihre Einstellung geändert: sie ließ sich verwöhnen und paßte sich ganz seinem Lebensstil an.

Dieser Freund hatte Frau A. zur Zeit des Symptombeginns völlig überraschend verlassen. Im Untersuchungsgespräch erklärte sie zunächst recht abwehrend die Angelegenheit als abgeschlossen, dabei wurde jedoch ihre tiefe Kränkung spürbar. Schließlich erinnerte sie sich an die Situation, wie sie ihren Freund kennengelernt hatte: im Urlaub sei er ihr und ihrer Freundin behilflich gewesen, einen Kellner zu finden. Sie habe ihm dann aus Höflichkeit zugetrunken, worauf er zu ihnen gekommen sei. Bei diesem äußerlich freundlichen Zutrinken sei ihr gleich ganz unwohl gewesen, weil man so etwas ja nicht tue.

Bei Frau A. finden sich demnach für die Konversionssymptomatik des Nichttrinkenkönnens gleich mehrere Komponenten: Sie hatte bereits in der Kindheit eine gewisse Überempfindlichkeit in der Halsregion. Hinzu kommen als unerträgliche verdrängte Vorstellungen, an denen sie „zu schlucken" hat,

1) die unverarbeitete Kränkung durch das Verlassenwerden,
2) die uneingestandene orale Enttäuschung durch die Trennung von dem wohlhabenden Mann.

Eine Verknüpfung der zugehörigen ambivalenten Gefühle wird in der Erinnerung an das Kennenlernen lebendig, wo das freundlich lockende Zutrinken insgeheim als nicht gestattet empfunden wurde. Die Patientin hält sich im Nachhinein sozusagen vor: „Hätte ich nicht getrunken, wäre mir alles andere erspart geblieben."

Das Gespräch über ihren Lebensgang und die Beziehung zu ihrem Freund brachte bei Frau A. eine nachdenkliche innere Auseinandersetzung in Gang, v. a. mit der durch den Freund erfahrenen Kränkung. Sie konnte relativ rasch in kleinen Schlucken wieder trinken und fühlt sich bleibend wohl.

Fallbeispiel 2

Frau K., eine depressiv-hysterisch strukturierte, etwas adipöse Mittdreißigerin, suchte wegen einer schweren phobischen Angstsymptomatik therapeutische Hilfe.

Die Erkrankung hatte bereits 2 Jahre früher im Zusammenhang mit dem Tod ihres Vaters begonnen, und zwar akut mit einer Schluckstörung. Im Laufe des folgenden Jahres flaute die Symptomatik wieder ab, flammte dann wieder akut und sich ausbreitend anläßlich eines weiteren Todesfalls in der Familie auf.

Bei genauerer Nachfrage ergab sich, daß die Patientin – von klein auf mit Zuwendungen von seiten ihres Vaters, der in zweiter Ehe mit einer anderen Frau lebte, verwöhnt – von der Ehefrau des Vaters nach dessen Tod bei der Erbteilung grob übervorteilt worden war. Wie gelähmt sah die Patientin mit an, wie sich die Stiefmutter neu und teuer ausstattete, während sie selbst leer ausging. Etwa gleichzeitig rivalisierte Frau K. im Büro mit einer Kollegin um die Gunst ihres Chefs. Der Chef favorisierte schließlich die Kollegin, die ihre Position dann durch für Frau K. kränkende Äußerungen und Anweisungen mißbrauchte.

Frau K. konnte sich infolge ihrer neurotischen Behinderung besonders im oral-aggressiven Bereich in beiden Situationen nicht adäquat zur Wehr setzen. Sie schluckte bei der entgangenen

Erbschaft leer, hatte die erotische Versagung durch ihren Chef zu ertragen und zugleich die Kränkungen der erfolgreicheren Rivalin hinunterzuschlucken: es kam zum Symptom der Schluckstörung.

Etwa 2 Jahre später starb eine Tante der Patientin. Um nicht womöglich als „Erbschleicherin" zu erscheinen, hatte Frau K. sich vor ihrem Tod nicht mehr um sie gekümmert. Unmittelbar nachdem die Tante gestorben war, entwickelte sie jedoch eine ihr ungewohnte Aktivität, „um nach dem Rechten zu sehen". Mit großem Durchsetzungsvermögen, sogar mit Hilfe der Polizei, erreichte sie die Versiegelung der Hinterlassenschaft, als die Verwandten bereits „am Wühlen waren". Es kam dabei zum Streit und zu Beschimpfungen gegenüber Frau K.

Am Abend dieses Tages konnte sie plötzlich kurz vor dem Einschlafen nicht mehr schlucken, „der Reflex hat ausgesetzt", der Mund sei ganz trocken gewesen. Die Patientin bekam dabei große Angst. In den folgenden Monaten trat das Symptom – jeweils in Situationen, in denen Frau K. von dem erkämpften Erbe für sich etwas ausgeben wollte, z. B. für Kleider- und Möbelkauf oder Essengehen – verstärkt auf und weitete sich zur bereits früher bekannten phobischen Angstsymptomatik aus.

Dieses Mal hatte Frau K. in oral-aggressivem Durchbruch ihr Erbe errungen, die neurotische orale Fixierung machte jedoch den Genuß unmöglich: der Bissen war sozusagen zu groß. Hinzu kam wiederum eine unverarbeitete Kränkung durch die sie beschimpfenden Verwandten. Es resultierte daraus als neurotischer Kompromiß die Schluckstörung.

Frau K. begab sich wegen der Schwere der Symptomatik und der damit für sie verbundenen Einschränkung in eine psychoanalytische Langzeitbehandlung.

Indikation und Prognose

Die der Autorin bekanntgewordenen Patientin mit phsychogener Schluckstörung verfügten alle dank ihrer hysterischen Anteile u. a. über eine gewisse strukturelle Lockerheit und Flexibilität, so daß bei entsprechender Motivation die Indikation für ein psychoanalytisches Kurz- oder Langzeitverfahren gegeben war. Prognostisch sind diese Kranken wohl in das von Freyberger (1979) postulierte Drittel mit günstigem Verlauf bei Patienten mit funktionellen Störungen des Verdauungstrakts einzuordnen.

Literatur

Bornemann E (1974) Sex im Volksmund. Der obszöne Wortschatz der Deutschen. Rowohlt, Reinbek

Breuer J, Freud S (1895) Studien über Hysterie. Fischer, Frankfurt/M (Gesammelte Werke, Bd. 1, S 81–312)

Darwin CR (1872) The expression of the emotions in man and animals. Murray, London

Dührssen A (1952) Über die verschiedenen Möglichkeiten psychogener Verursachung bei Organerkrankungen. In: Analytische Psychotherapie und Erziehungshilfe. Daehler, Berlin, S 48–54

Faulkner WB Jr (1940) Severe esophageal spasm. Psychosom Med 2:139–140

Freud S (1894) Die Abwehr-Neuropsychosen. Fischer, Frankfurt/M (Gesammelte Werke, Bd 1, S 59–80)

Freud S (1905) Bruchstück einer Hysterie-Analyse. Imago, London (Gesammelte Werke, Bd 5, S 161–286)

Freud S (1917) Vorlesungen zur Einführung in die Psychoanalyse. Fischer, Frankfurt/M (Gesammelte Werke, Bd 11)

Freyberger H (1979) Gastroenterologische Erkrankungen. In: Hahn P (Hrsg) Die Psychologie des 20. Jahrhunderts, Bd 9. Kindler, München, S 412–441

Heyer GR (1925) Psychogene Funktionsstörungen des Verdauungstraktes. Springer, Wien
Hoff F (1953) Über Aerophagie. MMW 95:15–19
Lehtinen V, Puhakka H (1976) A psychosomatic approach to the globus hystericus syndrome. Acta Psychiatr Scand 53:21–28
Schellack D (1957/58) Neurosenpsychologische Faktoren in der Ätiologie und Pathogenese der Tonsillitis. Z Psychosom Med 4:15–21
Schiffter R (1985) Neurologie des vegetativen Systems. Springer, Berlin Heidelberg New York Tokyo
Strümpel P (1960) Zur Diagnose, Differentialdiagnose und Therapie des „Globussyndroms". MMW 102:2316–2318
Szász TS (1950) Psychosomatic aspects of salivary activity. Psychosom Med 12:320–331
Weizsäcker V von (1935) Studien zur Pathogenese. Thieme, Leipzig

Zur Pathogenese von Magen-Darm-Krankheiten

W. Zander

Natürlich handelt es sich bei der Entstehung von psychosomatischen Krankheiten immer um ein ätiopathogenetisches Konditionenbündel aus körperlichen und seelischen Faktoren, um ein echtes Gefüge von sowohl angeborenen und erworbenen somatischen als auch angeborenen und erworbenen psychischen Faktoren. Dabei besagt der Ausdruck „Gefüge" oder auch „Gestalt", daß sich all die genannten Faktoren wechselseitig ergänzen oder teilweise ergänzen können. Wir Analytiker richten unser Augenmerk selbstverständlich bevorzugt auf diejenigen Krankheiten, bei denen der Anteil der erworbenen psychischen Faktoren in der Ätiopathogenese hoch ist. Und auch ich wende mich jetzt lediglich dieser Facette im ursächlichen Konditionenbündel zu.

Hier hat nun die Psychoanalytiker schon immer die Frage beschäftigt, welche Fakten innerhalb der Psychopathogenese als spezifisch anzusehen sind. Während Dunbar (1954) glaubte, spezifische Persönlichkeitsprofile bestimmten Krankheiten zuordnen zu können, war Alexander (1950) der Auffassung, spezifisch seien die Reaktionen der Kranken auf eine relevante Konfliktsituation. Schwidder (1973) formulierte dann noch weitergehend, daß einzig und allein die durch eine neurotische Erkrankung vorbereitete Antwort auf einen Konflikt spezifisch sei.

Der Strain

Entsprechend erkranken neurotisch vorgeprägte Menschen unter speziellen Umständen in relevanten Ambivalenzkonflikten mit körperlicher Symptomatik. Ambivalenz heißt ja: in einem Patienten werden gegensätzliche Impulse mobilisiert, er kann den Konflikt aber nicht wie ein Gesunder lösen, weil ihm zumindest eine Seite – ein Impuls – nicht bewußt ist. Entsprechend der gleichzeitigkeitskorrelativen Vorstellung von Schultz-Hencke (1951) werden korrelierend somatische Innervationen ausgelöst, die nun ebenfalls antagonistischen Charakter haben. Es handelt sich hierbei grob gesagt sowohl um sympathische wie um parasympathische Erregungen. Da der seelische Konflikt nicht gelöst wird, resultiert eine Dauerspannung, wodurch simultan auch der Körper nicht zur Homöostase zurückkehren kann. Die ausgelösten antagonistischen Irritationen münden schließlich in morphologische Veränderungen. Es handelt sich also bei den körperlichen Erregungsmustern um qualitativ besondere Innervationsvorgänge. Um diese deutlich gegen das überwiegend sympathikotone Streßgeschehen abzusetzen, habe ich für die Summe der korrelierenden somatischen Vorgänge während des Erlebens des neurotischen Ambivalenzgeschehens den Ausdruck „Strain" (Zander 1978) vorgeschlagen. So gesehen, sind also die psychosomatischen Krankheiten im engeren Sinne „Strainkrankheiten", auch jene Erkrankungen, die ich hier darstellen werde: nämlich das Ulcus duodeni, die Colitis ulcerosa und der Morbus Crohn.

Psychodynamik der Ulkuskranken

In meiner Ulkusstudie (Zander 1977) hatte ich zunächst 77 Ulkuskranke, also ausschließlich Patienten mit chronischrezidivierenden Ulcera duodeni, ausführlich tiefenpsychologisch exploriert. Es sei zunächst kurz auf die Ergebnisse hinsichtlich Struktur und Psychogenese eingegangen. Sie decken sich weitgehend mit den Befunden anderer Autoren. Alexander (1950) hatte die Ulkuspersönlichkeit in ihren Hauptzügen schon folgendermaßen geschildert: Vom bewußten Erleben her handle es sich um tüchtige, tätige, produktive Menschen, die hilfsbereit seien, gerne Verantwortung auf sich nähmen, für andere sorgten. Auch seien sie auf sich gestellte, evtl. sogar aggressive Persönlichkeiten. Gleichzeitig bestände aber im Unbewußten genau die entgegengesetzte Einstellung mit starken Bedürfnissen nach Liebe, Abhängigkeit und fürsorglicher Hilfe. Schon in dieser Schilderung wird ein Ambivalenzkonflikt deutlich, der durchaus in der Lage ist, zu ungelösten Dauerspannungen im psychischen und korrelativ auch im somatischen Bereich zu führen. Schwidder (1965) hebt zusätzlich das Unvermögen dieser Kranken hervor, innere Konflikte des Besitz- und Geltungsstrebens autonom zu bewältigen, da sie in der Kindheit nicht gelernt hätten, ihre Besitzwünsche adäquat durchzusetzen oder auf sie zu verzichten. Hier werden Schwierigkeiten beschrieben, wie wir sie besonders bei zwangsneurotischdepressiven Mischstrukturen zu finden gewohnt sind. Auch bei meinen 77 untersuchten Ulkuspatienten fand ich bevorzugt Züge einer zwangsneurotischdepressiven Mischstruktur, jedoch war dieser Befund gegenüber den Ergebnissen bei einer Kontrollgruppe von Patienten mit anderen psychosomatischen Leiden nicht signifikant.

Eigene tiefenpsychologische Befunde

Ich bin aufgrund meiner Ergebnisse der Überzeugung, daß mit den bisherigen Angaben die strukturellen Eigentümlichkeiten beim Ulkuskranken noch zu grob gefaßt sind. Wir müssen die oral-aggressiven Hemmungen differenzierter sehen. Als besonders charakteristisch erscheint nämlich bei genauer Exploration, daß das „Habenwollen" bei diesen Patienten keineswegs durchgängig gehemmt war. Das „Wünschehaben" stand nicht unter Tabu. Aber aktives Zupakken wurde gehemmt, und zwar überwiegend dadurch, daß man daheim nur bekam, wenn man nicht bettelte. Ein weiteres psychogenetisches Charakteristikum kam hinzu: etwas haben zu wollen, das einem Geschwister oder einer entsprechenden Ersatzperson gehörte bzw. das diese bekommen sollten, galt als besonders „böse". Geschwisterneid wurde in diesen Familien ganz speziell unterdrückt. In gleicher Weise war auch die Aggressivität relativ gehemmt: „Seinem Bruder tut man nichts", war die Devise. Bei einer fast völligen Drosselung des Impulses, einem Geschwister etwas „wegschnappen zu wollen", kommt es also strukturell zu einer mehr oder weniger stark ausgeprägten aggressiven Gehemmtheit und einer oralen Erwartungshaltung. Was diese orale Haltung betrifft, sind sich zahlreiche Forscher darin einig, daß der Ulkuspatient eigentlich ständig „hungrig" ist. Zauner (1972) hat dies so formuliert: „Der Magen verhält sich also wie bei einer Scheinfütterung in ständiger Hungereinstellung." Man könnte daran denken, daß die erhebliche Hypersekretion von Magensaft, die wir klinisch häufig beim Ulkus finden, ein körperliches Korrelat dieser Hungereinstellung ist.

Auslösende Konfliktsituation

In der auslösenden Situation kommt es beim Ulkuspatienten zunächst zu dem Tatbestand, daß er ein sehr ersehntes und meist auch bewußtes Ziel seiner Wünsche vor Augen bzw. direkt vor der Nase hat. Lediglich aufgrund seiner speziellen Gehemmtheiten kann er es nicht erreichen. Dies löst aber noch kein Ulkus aus, führt wahrscheinlich nur zu der bereits erwähnten Hyperazidität. Nach meinen Untersuchungen kommt es zum Ulkus erst dann, wenn ein Mensch aus der unmittelbaren Umgebung des Patienten, also Bruder, Schwester oder entsprechende Ersatzfigur, genau dieses Ziel erreicht: wenn der Patient also mit ansehen muß, wie ein anderer „gefüttert" wird. Dabei ist charakteristisch, daß der Patient zu dieser Konkurrenzperson in einer irgendwie gearteten näheren Beziehung steht: entweder mochte er sie gern oder er befand sich ihr gegenüber in deutlicher Ambivalenz, immer aber war er aggressiv gehemmt. Es erscheint mir weiter wichtig, darauf hinzuweisen, daß es – von einigen Ausnahmen abgesehen – um durchaus erreichbare Ziele geht und nicht etwa um utopische. Es handelt sich also in der Regel nicht um Riesen- oder Fehlerwartungen wie die Luxusjacht eines Reedereikönigs oder die Berühmtheit eines Einstein.

Psychodynamik

Ein Gesunder würde in dieser Situation vermutlich mit offenem Neid bzw. Ärger reagieren, und er würde versuchen, mit vermehrten Anstrengungen das ersehnte Ziel doch noch zu erreichen oder eine echte kompensatorische Erfüllung auf anderen Gebieten anzustreben. Dies alles aber kann der Ulkuspatient nicht. Mehr noch: ihm ist sein Neid/Ärger überhaupt nicht bewußt. Denn an dieser Stelle ist eine echte Erlebnislücke. Schon Schwidder (1965), Zauner (1972) und Elhardt (1974) haben unter den psychischen Reaktionen beim Ulkuskranken den Neid erwähnt. Ich glaube aufgrund meiner Untersuchungsergebnisse sagen zu können, daß es sich – natürlich innerhalb einer wesentlich komplexeren Psychodynamik – beim Neid um *den* spezifischen unbewußten Affekt handelt. Es ist daher nicht verwunderlich, daß sich von meinen 77 Patienten nur 6 offen dazu bekannten, überhaupt neidische Gefühle zu haben. Dagegen ließ sich aber bei der tiefenpsychologischen Untersuchung bei eben diesen 77 Patienten im Rahmen der auslösenden Situation eine unbewußte Neid-Ärger-Situation in 70 Fällen nachweisen, bei einer Kontrollgruppe von Patienten mit anderer psychogener Körpersymptomatik jedoch nur 6mal. Dieser Befund ist auf dem 1%-Niveau signifikant.

Dabei bezog sich der Neid 33mal auf materiellen Besitz, wie etwa ein Haus, ein eigenes Geschäft, ein höheres Einkommen u. a. 32mal galt der Neid höherem Ansehen, beispielsweise im Beruf. Dies kam besonders häufig bei Patienten der mittleren Beamtenlaufbahn vor, wenn ihnen Kollegen mit Hochschulbildung den ersehnten höheren Posten vor der Nase weggeschnappt hatten.

In einer Reihe von Fällen waren sowohl Besitz- wie auch Geltungsprobleme im Spiel. Oft hatte dann das orale Ziel geltungsmäßige Aspekte, wenn z. B. nicht nur ein Auto, sondern eine ganz bestimmte Wagenklasse angestrebt wurde. Es sei hier kurz der Fall eines Patienten skizziert. Bei ihm kam es zum ersten Ulkus, als sein Vetter das von ihm selbst heiß ersehnte aber nicht erreichte Architekturstudium begann und zugleich von der Großmutter einen Wagen geschenkt bekam. Das 2. Ulkus trat auf, als eben dieser Vetter sein Diplom machte und sein Vater ihm ein Haus baute.

Erstaunlich selten fand sich dagegen die Neidproblematik auf dem Gebiet zwischenmenschlicher Kontakte, eine Tatsache, auf die schon Baumeyer (1957) hingewiesen hat. Zusammenfassend läßt sich bis hierher sagen, daß Patienten offensichtlich dann an einem Ulkus erkranken, wenn sie auf dem Boden einer speziellen „Hungereinstellung" in die Situation kommen, der „Fütterung" eines anderen zusehen zu müssen. Sie reagieren dann mit einem spezifischen dynamischen Spannungszustand, den sie infolge ihrer aggressiven und oral-kaptativen Gehemmtheiten nicht meistern können. Dem unbewußten Affekt von Neid/Ärger auf eine nahe Konkurrenzperson stehen bewußte Impulse der Zuwendung gegenüber. Dieser Ambivalenzkonflikt kann nicht gelöst werden, weil die eine Komponente unbewußt ist.

Experimentelle Untersuchungen bei den Ulkuskranken

Wenden wir uns jetzt einer weiteren Frage zu: Läßt sich der Strain, von dem ich sprach, bzw. lassen sich wenigstens Strain*elemente* nachweisen, die unmittelbar im pathophysiologischen Gefüge der somatischen Ulkusentstehung eine Rolle spielen? Ich habe zu diesem Zweck den Versuch unternommen, röntgenologisch beobachten zu lassen, wie sich der Magen der Ulkuspatienten beim Ansprechen der Neid-Ärger-Situation im Vergleich zu anderen Situationen oder Affekten verhält. Zu dieser Untersuchung war im Rahmen seiner Röntgenkontrolle etwa jeder 4.-5. Patient bereit, so daß hier über die Ergebnisse bei 17 Ulkusträgern berichtet werden kann – ebenso wie über diejenigen bei 8 Kontrollpersonen mit anderen psychosomatischen Beschwerden (Zander 1977).

Die Ergebnisse dieser Untersuchungen waren auch für mich unerwartet eindrucksvoll. Bei 15 der 17 Ulkuspatienten trat nämlich während des Gesprächs über die auslösende Konfliktsituation – und zwar *nur* dann – ein intensiver Spasmus im Antrumbereich des Magens auf. Dieser Krampf war so stark, daß die normale Peristaltik vor dem verkrampften Magenanteil halt machte: es kam so lange nicht zu einer weiterführenden Passage des Mageninhalts, bis der Spasmus sich löste. Dieser hielt meist so lange an, wie das Gespräch sich direkt um die Situation des unbewußten „Neidärgers" drehte.

So bin ich überzeugt, im Antrumspasmus ein korrelierendes Strainelement gefunden zu haben, nicht etwa den gesamten Strain, der sicherlich extrem komplex ist und sich auch am Magen selbst noch aus verschiedenen Elementen zusammensetzt.

Psychodynamik bei Patienten mit Colitis ulcerosa und Morbus Crohn

Ermutigt durch diese Ergebnisse haben wir uns in der folgenden Zeit auch anderen psychosomatischen Erkrankungen zugewandt, u. a. der Colitis ulcerosa und dem M. Crohn. Mit der Colitis ulcerosa hat man sich schon lange und intensiv auch von psychoanalytischer Seite beschäftigt. Sie gilt auch als eine der sog. „klassischen" psychosomatischen Krankheiten. In der Literatur (Freyberger 1976; Freyberger et al. 1980; Reindell et al. 1981) wird fast übereinstimmend beschrieben, daß die späteren Kolitispatienten in Kindheit und Jugend in einer starken Abhängigkeit zu einer oder 2 Schlüsselfiguren, den Eltern oder einem Elternersatz lebten. Der Patient existiere durch diese Schlüsselfigur, die Schlüsselfigur durch ihn. Bei der Entstehung der Colitis-ulcerosa-Persönlichkeit wird generell der Mutter eine entscheidende Rolle zugeschrieben. Diese erscheint nach Engel (1969) konstant als kontrollierend und herrschsüchtig bis ins Erwachsenenalter der Patienten hinein. So übernimmt sie oft die Pflege der Kranken auch dann, wenn ein Ehepartner vorhanden ist.

Eine zentrale Bedeutung bei der Entstehung charakteristischer Züge von Kolitiskranken fällt der sehr betonten Sauberkeitserziehung zu. Auch hier spiele die Mutter eine entscheidende Rolle. Sie habe das Bedürfnis, die Darmfunktion des Kindes zu kontrollieren. Sie fördere dabei besonders die Erlebnisqualität des Gebens und unterdrücke gleichzeitig alle aggressiven Regungen und Unabhängigkeitswünsche des Kindes.

Schellack (1958/59) weist besonders darauf hin, daß durch eine derartige Erziehung sich allmählich ein außerordentlich fügsamer und hergabebereiter Mensch entwickle.

Durch diese prägenitalen Frustrierungen sei meist auch die psychosexuelle Entwicklung der Colitis-ulcerosa-Patienten gestört. Die Sexualität werde oft generell als dreckig und ekelerregend erlebt. Überdies komme es oft auch dadurch zu keiner echten Beziehung zum Partner, weil dieser die Rolle einer beschützenden und unterstützenden Mutter einnehmen müsse.

Ferner haben mehrere Autoren charakteristische *Konfliktsituationen* herausgestellt, die relevante Bedeutung für die Auslösung der Colitis ulcerosa besitzen sollen, u. a. eine wirkliche, phantasierte oder drohende Unterbrechung einer bestehenden Schlüsselbeziehung oder auch die Forderung einer Leistung, die der Patient zu erbringen sich unfähig fühlt. Gemeinsam sei diesen Erlebnissen das

Gefühl, hilflos geworden zu sein und die Situation daher nicht meistern zu können.

Verglichen mit der Colitis ulcerosa sind die tiefenpsychologischen Befunde beim M. Crohn uneinheitlicher. Auch die Persönlichkeitsstruktur wird als viel weniger charakteristisch angesehen als diejenige der Colitis-ulcerosa-Patienten (Freyberger 1976; Freyberger et al. 1980; Reindell et al. 1981).

Immerhin gibt es auch hier Reaktionsweisen, die gehäuft beschrieben werden. Die Patienten seien abhängig, gewissenhaft, konformistisch, überempfindlich, unentschlossen und seelisch unreif mit einer ausgeprägten Tendenz, sich beliebt zu machen.

Die Familienkonstellation wird ähnlich derjenigen von Colitis-ulcerosa-Patienten beschrieben: Es bestände auch hier eine symbiotische Mutter-Kind-Beziehung, die Mütter müßten ständig besänftigt, ihre Zuneigung durch besondere Leistung erkauft werden. Der Erkrankungsgipfel beim M. Crohn liegt interessanterweise v. a. in der Adoleszenz und im frühen Erwachsenenalter, also während des Ablösungsprozesses von der Familie und des Aufbaus tragender Beziehungen nach außen.

Eigene tiefenpsychologische Befunde

Aus unseren eigenen Befunden (Zander et al. 1982) sei folgendes hervorgehoben: Während man bei den Kolitispatienten den Eindruck hatte, daß sie mehr oder weniger bewußt vieles direkt verschwiegen, sich also retentiv verhielten, indem sie sehr spärliche Angaben machten, waren die Crohn-Patienten vordergründig wesentlich hergabebereiter, überschütteten den Explorator mit einer Fülle von Angaben und verbargen unter diesem Gerede die Zurückhaltung relevanter Fakten. Im ganzen gesehen konnten wir diejenigen Voruntersuchungen bestätigen, die bei Kolitispatienten einen vorwiegend zwangsneurotisch-depressiven Hintergrund gefunden hatten, während die Crohn-Patienten auch bei uns deutlich vermehrte hysterische Züge aufwiesen.

Wegen der beschriebenen Retentivität war es bei diesen Patientengruppen im Gegensatz zu den Ulkuspatienten nicht ganz leicht, an die relevante auslösende Situation heranzukommen. Wir fixierten so nach unseren Explorationen 2 Hypothesen:

1) Der Hauptkonflikt liegt im beruflichen Sektor, wenn dem Patienten dort trotz subjektiv erlebter ständiger Verausgabung die Anerkennung der Arbeit versagt blieb.
2) Die Konfliktsituation besteht in einer realen Trennungsproblematik.

Diese in der Literatur häufig beschriebene Situation fanden auch wir. Es handelt sich aber nicht um eine Trennung durch Todesfall oder sonstigen Verlust, sondern um die eigene anstehende bzw. vollzogene Loslösung von lebenden Personen, zu denen vorher eine sehr enge Beziehung bestand. Bei andrängenden Ablösungstendenzen trat dann die Befürchtung auf, die Betreffenden zu verletzen oder gar unwiederbringlich zu verlieren; oder aber es trat eine Angst vor der nie erlernten Eigenständigkeit auf, die sofort den Wunsch nach erneuter Unterord-

nung und nach Abgabe der Verantwortung mobilisierten. Bei den Patienten mit
M. Crohn haben die Eigenständigkeitsbestrebungen meist den Charakter aus-
gesprochener Willkürtendenzen, was auch dem Überwiegen ihrer hysterischen
Strukturanteile entsprechen würde.

Experimentelle Untersuchungen bei Colitis ulcerosa und Morbus Crohn

Auf der Suche nach einer Möglichkeit, auch bei diesen psychosomatischen
Darmerkrankungen wenigstens *ein* körperliches Korrelat zum seelischen Erleben experimentell belegen zu können, stießen wir auf eine Untersuchungs-
methode, bei der mit Hilfe eines „Darmgeräuschanalysators" die aufgetretenen
Darmgeräusche während des halbstandardisierten Interviews gemessen werden
konnten. Nach vorausgegangenen Untersuchungen korrespondieren die Darmgeräusche nämlich mit den Bewegungen des Darminhalts. Da nun von vielen
Gastroenterologen neben den Faktoren wie Druck- und Durchblutungsverände-
rungen vor allen Dingen eine vermehrte Motilität des Darms bei der Colitis ulcerosa und auch beim M. Crohn als ins Ursachengefüge gehörig beschrieben wurden, schien uns die Untersuchung mit Hilfe dieses Apparats aussichtsreich.

Als Ergebnis fanden wir hier eine signifikante Vermehrung der Darmgeräusche beim Ansprechen der Trennungsproblematik im privaten und/oder partner-
lichen Lebensbereich, so daß diese Befunde wahrscheinlich machen, daß hier
der Hauptkonflikt der Kolitis- und M.-Crohn-Patienten liegt. Interessant ist,
daß der Konflikt im Berufsleben dagegen zu keinerlei Reaktionen am Darm innerhalb unserer Versuchsanordnung geführt hat. Ob diese Konfliktsituation am
Arbeitsplatz beim Zustandekommen der Colitis ulcerosa und des M. Crohn als
psychogener Faktor überhaupt keine Rolle spielt oder aber über andere physiologische Bahnen läuft, muß vorläufig offen gelassen werden.

Nachdenkenswert ist bei unseren Untersuchungen schließlich noch die Tatsache, daß sich im Gegensatz zu den meisten Ulkuskranken sowohl bei den Kolitis-
als auch bei den M.-Crohn-Patienten ebenfalls signifikante Darmgeräuschver-
mehrungen beim Ansprechen ihrer wesentlichen traumatischen Kindheitssitua-
tionen finden ließen. Dieser Befund scheint die Annahme zu bestätigen, daß die
Patienten beider Krankheitsgruppen in keiner Weise von ihrer Primärfamilie
bzw. von ihren Eltern abgelöst sind und daß diese ungelöste Verkettung ganz
deutlich auch bei der Auslösung der Erkrankung von Relevanz ist.

Soweit die Befunde unserer Untersuchungen. Es sei abschließend nochmals
betont: Zu dem komplexen Gebäude der Pathophysiologie konnten wir lediglich jeweils *einen* Baustein beitragen, der aber in der Ursachenkette doch wohl
eine Rolle spielt. Die Befunde ermutigen durchaus zu weiteren Untersuchungen
auf dem Sektor psychophysischer Korrelationsvorgänge und zu Bemühungen,
den seelischen Faktoren mit ihrem zugehörigen Strain immer näher zu kommen.

Literatur

Alexander F (1950) Psychosomatic medicine. Norton, New York

Baumeyer F (1957) Spezifische und unspezifische Faktoren bei der Organwahl. Z Psychother Med Psychol 7:93–98

Dunbar F (1954) Emotions and bodily changes. Columbia University Press, New York

Elhardt S (1974) Aggression als Krankheitsfaktor. Vandenhoeck & Ruprecht, Göttingen

Engel GL (1969) Psychological process and gastrointestinal disorders. In: Paulson M (ed) Gastroenterological medicine. Lea & Febinger, Philadelphia

Freyberger H (1976) Colitis ulcerosa, Morbus Crohn und funktionelle Diarrhoe. In: Jores A (Hrsg) Praktische Psychosomatik. Huber, Bern Stuttgart Wien, S 186–196

Freyberger H, Liedtke R, Wellmann W (1980) Möglichkeiten und Grenzen der Psychotherapie bei Colitis ulcerosa und Morbus Crohn. Dtsch Ärztebl 46:2731–2734

Reindell D, Ferner H, Gmelin K (1981) Zur psychosomatischen Differenzierung zwischen Colitis ulcerosa und Ileitis terminalis. Z Psychosom Med 27:358–371

Schellack D (1958/59) Grundsätzliches zur Psychosomatik von Darmkrankheiten, insbesondere des spastischen Colons. Z Psychosom Med 5:28–36, 102–110

Schultz-Hencke H (1951) Lehrbuch der analytischen Psychotherapie, Thieme, Stuttgart

Schwidder W (1965) Psychosomatik und Psychotherapie bei Störungen des Verdauungstraktes. Documenta Geigy, Basel (Acta psychosomatica)

Schwidder W (1973) Einführung in die psychosomatische Medizin. In: Hau TF (Hrsg) Psychosomatische Medizin in ihren Grundzügen. Hippokrates, Stuttgart, S 9–31

Zander W (1977) Psychosomatische Forschungsergebnisse beim Ulcus duodeni. Vandenhoeck & Ruprecht, Göttingen

Zander W (1978) Stress und Strain. In: Soma und Psyche. Ciba Geigy, Basel, S 1–16

Zander W, Lehner F, Birk M, Blümel G (1982) Experimentelle Untersuchungen zur Psychodynamik der Colitis ulcerosa und des Morbus Crohn. Prax Psychother Psychosom 27:161–172

Zauner J (1972) Psychosomatische Aspekte der Erkrankungen des Verdauungstraktes. Internist (Berlin) 13:443–447

Zur Prognose von chronisch Ulkuskranken

G. Overbeck

Die Patientenkarriere von Ulkuskranken ist bekanntlich sehr unterschiedlich. Man schätzt, daß etwa 10 % der männlichen Bevölkerung in westlichen Industriestaaten an einem Magengeschwür erkranken (Bräutigam u. Christian 1973). Oft bleibt es bei einer einmaligen Erkrankung, in vielen Fällen folgen aber auch Rezidive, es entsteht eine chronische Krankheit, und eines Tages wird die Frage nach der operativen Indikation gestellt. Ob konservative oder operative Verfahren angezeigt sind, bleibt - von den bekannten Notfällen abgesehen - häufig strittig. Es werden sowohl ständig neue internistisch-pharmakotherapeutische Verfahren entwickelt als auch die chirurgischen Behandlungsmethoden verfeinert, um die jeweiligen Ergebnisse zu verbessern. Hier mischt sich nun die psychosomatische Medizin mit einer Behauptung ein:

Hypothesen

Sie sagt: Der Behandlungserfolg hängt nicht ausschließlich von der Qualität der internistisch-chirurgischen Behandlung ab und kann auch durch deren Perfektion nicht gewährleistet werden, sondern wird wesentlich mit beeinflußt durch die Persönlichkeit und die psychosoziale Situation des Erkrankten. Diese Behauptung ist so allgemein, daß sie wohl noch keinen Widerspruch hervorrufen dürfte, sie ist sozusagen die Minimalhypothese der psychosomatischen Medizin. Die Maximalhypothese lautet, daß sich bei *chronisch* Ulkuskranken mit internistischen oder chirurgischen Methoden überhaupt keine dauerhaften Erfolge erzielen lassen, wenn keine Veränderung der psychischen und sozialen Situation der Patienten stattfindet. Zu dieser Hypothese gelangt die Psychosomatik, weil sie nicht von einem symptomorientierten, sondern von einem patientenorientierten Krankheitsbegriff ausgeht. In diesem Krankheitsbegriff ist die Magensymptomatik nur die Spitze eines Eisbergs, Krankheit bedeutet hier, daß das gesamte Gefüge körperlich, psychisch und sozial gestört ist (Möhlen u. Brähler 1984). Vor diesem konzeptuellen Hintergrund muß selbst der Operationserfolg verdächtig erscheinen: entweder hat sich gleichzeitig auch seelisch und sozial beim Patienten etwas zum Positiven verändert oder aber die Krankheit tritt nun im neuen Gewand auf, d.h. über einen Symptomwandel.

Literatur

Diese forschen Aussagen möchte ich zunächst auf einige Ergebnisse aus der Literatur stützen. Es fällt auf, daß das hauptsächliche Interesse den Operationsversagern gilt. Im Vergleich zu den mit Erfolg operierten Ulkuskranken finden sich unter ihnen mehr psychiatrisch auffällige Patienten (Pascal et al. 1966), eine Häufung hypochondrischer, hysterischer und depressiver Merkmale im MMPI (Weiner 1956) und insgesamt ein höherer Grad an Neurotizismus im Eysenck Personality Inventory (McColl et al. 1971). Bei Life-event-Untersuchungen kommen hohe Werte auf den Deprivations- und Frustrationsskalen (v. a. die ersten 10 Lebensjahre betreffend) zustande (Pascal u. Thoroughman 1964; Pascal et al. 1966; McColl et al. 1971). An aktuellen prognostisch ungünstigen Umständen werden schlechte soziale Verhältnisse und unbefriedigende Arbeitsplatzsituation (Weiner 1956; Szasz 1947) herausgestellt. Diese Ergebnisse leuchten ein, es bleibt aber die Frage, was es dann mit den erfolgreich Operierten auf sich hat. Haben sie keine psychosozialen Konflikte und seelische Fehlhaltungen oder sind sie nur graduell weniger gestört (die Untersuchungen beziehen sich ja auf den Vergleich der beiden Gruppen) als die Operationsversager? Daß nicht alle Magengeschwürpatienten neurotisch auffällig sein müssen, weiß man allerdings längst, weil einerseits ein Magengeschwür aus sehr verschiedenen multifaktoriellen Zusammenhängen heraus entstehen kann und/oder auch ein ähnlicher Grundkonflikt in ganz unterschiedlicher Weise psychisch abgewehrt werden kann, so daß im manifesten Erscheinungsbild diametral entgegengesetzte Verhaltensweisen auftreten können. Diese komplexen Zusammenhänge haben ja auch zum Verlassen von einfachen psychosomatischen Spezifitätsvorstellungen geführt und die Erkenntnis der Heterogenität von Ulkuskranken gebracht (Overbeck u. Biebl 1975). Man könnte die Ergebnisse also so interpretieren, daß die Operationsversager auch unter psychosomatischem Blickwinkel eine bestimmte Untergruppe darstellen, die sich in ihrer präoperativen Persönlichkeitsstruktur oder in ihrer postoperativen Krankheitsbewältigung – katamnestische Untersuchungen – von den anderen unterscheiden. Es ist damit nicht gesagt, daß nicht auch bei den erfolgreich operierten Ulkuskranken durchaus psychische und soziale Konflikte vorliegen, sie sind nur von solcher Art, daß sie mit den angegebenen vergleichenden Meßinstrumenten (Tests und psychiatrische Interviews) nicht erfaßt werden können. Hier würde andererseits aber weiter die Frage aufgeworfen, warum sich dann die anderen Ulkuskranken nach einer Operation gesund fühlen können. Dieser Frage gingen Browning u. Houseworth (1953) in einer katamnestischen Untersuchung nach, und sie stellten fest, daß es zwar nach chirurgischer Behandlung bei 60 % der Patienten zu einer Verminderung der Magensymptomatik gekommen war, dafür aber andere Beschwerden wie rheumatische Arthritis, Hypertonie, Migräne, Hauterkrankungen und psychoneurotische Symptome in den Vordergrund getreten waren. Bei einer Auflistung der Beschwerden in Symptomscores ergab sich, daß das Gesamt der Beschwerden dieser Patienten genauso hoch war wie das derjenigen Ulkuskranken, bei denen weiterhin eine konservative Behandlung durchgeführt worden war und die weiter unter ihrer Magensymptomatik litten.

Eigene Untersuchungen

Es soll nun über die eigenen Erfahrungen berichtet werden, die der Zusammenarbeit mit der Chirurgischen Universitätsklinik Marburg entstammen und sich auf prä- und postoperativ untersuchte Ulcus-duodeni-Patienten beziehen, die nach durchschnittlich 10jähriger Krankheitsdauer einer proximalen selektiven Vagotomie (mit Drainage und Pyloroplastik) zugeführt wurden. Während die oben genannten Ergebnisse retrospektiv gewonnen wurden, hofften wir bei prospektiver Projektplanung auch Ergebnisse zurVorhersagbarkeit des Operationserfolgs zu erhalten. Wir führten deshalb auch präoperativ ein psychoanalytisch orientiertes Erstgespräch durch, erhoben die Sozialanamnese, ließen die Patienten einen Fragebogen über ihre Körperbeschwerden (GBB nach Brähler u. Scheer 1983) und einen Persönlichkeitstest (Gießen-Test nach Beckmann u. Richter 1975) ausfüllen. Bei der Nachuntersuchung ca. 1 Jahr später stellten wir zunächst fest, daß von 65 Patienten, bei denen die Indikation zur Operation vom Chirurgen gestellt worden war, 14 die Operation verweigert hatten; 8 operierte Patienten erschienen zu keiner der Nachuntersuchungen, so daß sich unsere Ergebnisse auf 43 operierte Patienten beziehen. Der Operationserfolg konnte bei 32 Patienten mit sehr gut (1) bzw. gut (2) eingestuft werden, bei 11 Patienten mit genügend (3) bzw. ungenügend (4). Diese Einstufung erfolgte sowohl vom Patienten wie auch vom Chirurgen nach der sog. Visick-Skala (Visick 1948), wobei die Stufe 3 (genügend) mäßige Beschwerden, weitere Behandlung, jedoch zwischenzeitliche Beschwerdefreiheit und die Stufe 4 (ungenügend) erhebliche, dauerhafte Beschwerden beinhalten. Der Operationserfolg war somit bei 11 Patienten unbefriedigend. Bei den erfolgreich operierten Patienten stellten wir aber auch eine Reihe negativer postoperativer Veränderungen fest: zum einen ein relativ unscharfes Krankheitsbild, das sich aus allgemeinem Erschöpfungszustand, Herz- und Kreislaufbeschwerden und schmerzhaften Magenbeschwerden zusammensetzte, zum anderen einen psychischen Syndromwandel in Richtung depressiver Zustände, gereizt-dysphorischer Verstimmungen und angstneurotischer Symptome. Ferner zeigten sich bedenkliche soziale Veränderungen wie anhaltende Arbeitsunfähigkeit bzw. Berentung. Nimmt man nur die gravierenden negativen postoperativen Veränderungen (Arbeitsunfähigkeit und/oder schwerwiegende körperliche und/oder psychische Symptomatik), so konnten wir bei 12 in bezug auf die Magensymptomatik erfolgreich operierten Patienten den Gesamterfolg der Behandlung nicht mehr als gut beurteilen. Da sich also nur bei 20 von 43 nachuntersuchten Patienten ein rundum zufriedenstellendes Ergebnis konstatieren ließ, fühlten wir uns in unseren psychosomatischen Hypothesen sehr bestärkt.

Vierjahreskatamnese

Da wir bei der Einjahresnachuntersuchung eher global orientierend vorgegangen waren und die Ergebnisse nur als vorläufige Tendenzen betrachteten, beschlossen wir, dieVierjahreskatamnese systematischer und detaillierter durchzuführen. Beginnen wir wieder mit der Beurteilung nachVisick. Zu unserer großen

Überraschung hatte sich der Operationserfolg stabilisiert, ja verbessert. Die Patienten stuften sich in 80% mit sehr gut und gut ein (d. h. nur 6 von 41 gaben ein „ungenügend" an). Die Chirurgen beurteilten den Erfolg mit 85% noch etwas günstiger. Aber auch auf die Chirurgen wartete eine Überraschung. Nur in der Hälfte der Fälle war die Säurereduktion (Pentagastrintest) ausreichend (11:12), außerdem stimmte die *nicht* ausreichende Säurereduktion tendenziell eher mit guter Visick-Beurteilung überein als mit schlechter. Allerdings fanden sich die gastroskopisch gesicherten 2 Rezidivulzera bei den Patienten mit nicht ausreichender Säurereduktion, d. h. der alte Satz: „Ohne Säure kein Ulkus" gilt, es gilt aber auch, daß Säure allein noch kein Ulkus macht, ja nicht einmal unbedingt Magenbeschwerden. Es fiel nämlich auf, daß Säuresekretion, Befunde der Magen-Darm-Passage und der Gastroskopie (Verdacht auf Ulkus, Pylorusenge, Bulbusdeformierung) und subjektive Beschwerden (Visick) untereinander keine statistisch signifikanten Korrelationen ergaben (Möhlen et al. 1982). Bei der *psychosomatischen* Nachuntersuchung wurde mit jedem Patienten ein halbstrukturiertes Interview geführt mit gezielten Fragen zum Körperbereich (auf einer 7stufigen Einschätzungsskala beurteilte der Untersucher gemeinsam mit dem Patienten die Differenz zwischem dem jetzigen und dem präoperativen Befund), zum sozialen Bereich und zum psychischen Befinden und Verhalten. Auch hierdurch wurde das Ergebnis bestätigt. Die Magenbeschwerden aller Patienten waren im Mittel deutlich geringer (um 1,5 Skalenpunkte) als vor der Operation, der körperliche Gesundheitszustand und die Inanspruchnahme ärztlicher Hilfe waren insgesamt gleichgeblieben, ähnlich auch die Leistungsfähigkeit (mit einer geringen Verschlechterung um 0,4 Punkte). Demgegenüber hatten im Mittel andere Erkrankungen zugenommen (um 1,1 Skalenpunkte). Geht man ins Detail, läßt sich erstens eine hohe Streuung feststellen und zweitens eine hohe Korrelation bestimmter Items untereinander. So korrelieren postoperativ weniger Magenbeschwerden signifikant mit den Angaben, auch weniger andere Erkrankungen zu haben, körperlich insgesamt gesünder zu sein, weniger ärztliche Hilfe in Anspruch genommen zu haben und eine bessere Leistungsfähigkeit zu besitzen. Diese statistischen Ergebnisse machen bereits darauf aufmerksam, daß es sich vermutlich um 2 entgegengesetzte Gruppen innerhalb der Ulkuspopulation handelt.

Für den *sozialen* Bereich kommt es zu ähnlichen Ergebnissen. Es gibt positive und negative Veränderungen und dadurch eine insgesamt hohe Streuung. Die geringste Bewegung betrifft die Wohnsituation, bei Außenkontakten und Familienverhältnissen finden sich in etwa 40% Veränderungen, davon jeweils die Hälfte zum Positiven bzw. zum Negativen. Die stärkste Veränderung ergibt sich im beruflichen Sektor: 7 Patienten sind berentet, 2 haben einen Rentenantrag gestellt (bei einem Durchschnittsalter von 42 Jahren!), 12 Patienten konnten sich dagegen beruflich (Status, Verdienst, Berufswechsel) verbessern, und so erleben 21 subjektiv ihre berufliche Situation als verbessert. Auch im sozialen Bereich zeigen sich wieder Interkorrelationen. Wenn von einem Patienten angegeben wird, daß er sich beruflich verbessern konnte, gibt er am ehesten auch gleichzeitig an, daß er die berufliche Situation angenehmer erlebt, daß keine unerfüllten Wünsche mehr bestehen und daß die Zuwendung in der Familie stärker geworden ist; umgekehrt gilt das gleiche.

Die Items zum *psychischen* Befinden zeigten im Mittel die geringsten Veränderungen gegenüber der präoperativen Situation, allerdings wieder mit stark streuenden Angaben (zu innerer Unruhe und Schonhaltung, deprimierter und resignierter Stimmung sowie aktivem und offenem Verhalten, wobei wieder gleichsinnig die negativen und positiven Abweichungen untereinander interkorrelieren). Interessant ist nun die Interkorrelation der Stimmungswerte mit den Sozialangaben, weil sich zeigt, daß mehr Unruhe, größere Reizbarkeit, mehr Grund zum Klagen als präoperativ sowie negative Zukunftserwartungen, Depressionen und Resignation mit einer beruflichen Verschlechterung bzw. einem unangenehmen Erleben der Berufssituation korrespondieren. Stellt man schließlich noch die Beziehung zum Operationsergebnis her, so zeigt sich umgekehrt, daß eine günstige Einschätzung des Operationserfolgs (Visick) durch den Patienten mit einer beruflichen Verbesserung, einer positiven Veränderung der psychischen Befindlichkeit und einem allgemein besseren körperlichen Gesundheitszustand und besserer Leistungsfähigkeit korrespondiert (s. Möhlen et al. 1982).

Diskussion

Die Ergebnisse bringen mehr Überraschungen als einfche Hypothesen und auch die Literatur es erwarten ließen. Als erstes muß konstatiert werden, daß unsere Studie bei ca. 80 % der Patienten ein gutes, und zwar rundum gutes, Operationsergebnis erbrachte. Rautenberg u. Sostmann (1957; zit. nach Zauner 1967) fanden sogar ebenfalls im Durchschnitt einen 80 %-Erfolg nach Magenoperationen, was die Magensymptomatik betrifft; das Ergebnis wurde aber geschmälert durch relativ große Invaliditätsraten (zit. nach Zauner 1967). Unsere Patienten haben nicht nur keine Magenbeschwerden mehr, sondern es geht ihnen auch sonst psychisch und im sozialen Bereich deutlich besser. Damit ist zunächst die Hypothese eines einfachen Syndromwandels nicht mehr haltbar. Haben wir nun den totalen psychosomatischen Scherbenhaufen, wenn doch allein der chirurgische Erfolg – und nicht psychotherapeutische Bemühungen – darüber entscheiden, ob es einem Patienten langfristig besser geht oder nicht? Ich meine nein, die Befunde erfordern nur weiterhin eine differenzierte Betrachtung. So haben wir zwar z. B. korrelationsstatistische Verknüpfungen zwischen Operationserfolg und beruflicher Verbesserung, können aber über den kausalen Zusammenhang wenig sagen. Hat die größere Arbeitszufriedenheit auch die Magenbeschwerden verschwinden lassen oder hat die Beschwerdefreiheit den psychischen Zustand des Patienten so verbessert, daß er sich selbst beruflich eine befriedigendere Situation verschaffen konnte? Es bleibt jedenfalls festzuhalten, daß die Operation eine Hilfestellung zur psychischen und sozialen Neuorientierung geben kann, möglicherweise auch einen Circulus vitiosus durchbricht. Gelingt dem Patienten nämlich die berufliche Verbesserung, löst er dabei vielleicht auch gleichzeitig seinen beruflichen Ambivalenzkonflikt mit abgewehrten Anspruchshaltungen einerseits, aber dauerhaften Neid-Ärger-Affekten andererseits, was letztlich zu einer Erkrankung an einem Ulkus führen kann (Zander 1977, 1978). So halte ich doch an einer der eingangs aufgestellten Hypothesen fest, daß nämlich das chronische Magengeschwürleiden nie allein durch somatische Disposition zu erklären ist, sondern den psychosozialen Konflikten dabei immer eine große Bedeutung zukommt.

In diesem Zusammenhang soll noch ein wichtiges Ergebnis (Möhlen u. Brähler 1984) nachgetragen werden: Die präoperative testpsychologische Untersuchung der Patienten mit dem Gießen-Test (GT) hatte bestätigt, daß sie gerade in den Items von der Normalbevölkerung abweichen, in denen es um den Grundkonflikt der Ulkuskranken geht – ihre Liebes- und Genußfähigkeit ist nachhaltig gestört, aggressive Impulse (Neid, Ärger) können nicht offen ausgelebt werden, sondern wenden sich gegen das eigene Selbst oder münden in eine gestörte Leistungs- und Arbeitsorientierung. Vier Jahre später hat sich daran praktisch nichts geändert, es sind immer noch folgende Items signifikant abweichend: Ich schätze, daß ich dazu neige, meinen Ärger in mich hineinzufressen, ich halte mich oft für sehr bedrückt, ich mache mir Selbstvorwürfe, schaffe mir im Leben besonders viel Mühe, bin im Vergleich zu anderen wenig erlebnisfähig etc. Man könnte also sagen, die psychische Struktur der Patienten, ihre Grundhaltung ist zwar unverändert geblieben, die Erleichterung durch die Operation hat aber möglicherweise dazu beigetragen, einen aktuell krankmachenden Konflikt adäquater zu lösen.

Prognose

Es bleibt offen, warum das 20% der Patienten, also den sog. Operationsversagern, nicht gelingt. Auch hier stellt sich wieder die Frage nach Ursache und Wirkung, wenn man bedenkt, daß über diese Patienten alles hereinbricht: kein Operationserfolg, beruflicher Abstieg, Verschlechterung der psychischen Stimmungslage, zusätzliche Körperbeschwerden. Gibt die reale soziale Situation so wenig Möglichkeiten zur Veränderung, daß alles andere Folge davon ist, oder handelt es sich hier um die am schwersten neurotisch gestörten Patienten? Zur ersten Frage können wir aufgrund unserer Untersuchungen keine sichere Aussage machen, zur zweiten gibt es einige Hinweise. So zeigte sich bei der statistischen Auswertung der *Körperbeschwerden* im Gießener Beschwerdebogen (GBB), daß die Patienten, die vor der Operation außer Magenbeschwerden auch noch viele andere Körperbeschwerden angaben, operativ die schlechteren Ergebnisse erbrachten. Da nach Eysenck eine hohe Zahl geklagter Körperbeschwerden einen Hinweis auf Neurotizismus bietet (zit. nach Brähler u. Scheer 1983), wären diese also die neurotischsten Patienten unter den Ulkuskranken (Overbeck et al. 1978). In gewissem Widerspruch dazu steht ein späterer Befund (Brähler u. Möhlen 1985, unveröffentlicht), nämlich daß die monosymptomatischen Patienten, allerdings mit sehr hohen Werten auf der Magenskala des GBB (die körperlich Kränksten?) eine ungünstige Prognose besitzen. Dagegen ist der Operationserfolg bei den Patienten günstiger, die präoperativ neben Magenbeschwerden auch über Gliederschmerzen klagen.

Geht man mehr in die Tiefe, kann man sich auch fragen, um welche *psychologische* Untergruppe der Ulkuskranken es sich handeln könnte. Faßt man die Interviewbeschreibungen der Patienten und die faktorenanalytische testpsychologische Untergruppenbildung nach dem Gießen-Test ins Auge, so ließen sich schon bei der Einjahreskatamnese keine überzeugenden Zuordnungen zu einer Gruppe finden (Overbeck et al 1978). Dasselbe gilt auch für die GT-Skalenzuordnungen bei der Vierjahreskatamnese, die ebenfalls statistisch ungesichert blieben (Brähler u. Möhlen 1985, unveröffentlicht). Faßt man jedoch die Ergebnisse zusammen und vereinfacht in nur 2 polare Untertypen (s. Alexander 1951), nämlich den offen passiven und den pseudounabhängigen Ulkuspatienten, so kann man feststellen, daß sich die Operationsversager auch im erweiterten Sinn (mit neuen Körperbeschwerden und sozialem Abstieg) jedenfalls überwiegend unter den passiv-abhängigen (Kapp et al. 1947) Patienten finden (bzw. unter den oral-rezeptiven, nach Schwidder 1961, und soziopathischen, nach Overbeck u. Biebl 1975). Jedenfalls sind sie nicht so häufig bei den aktiven Untertypen (wie den charakterneurotisch überkompensatorischen und den überangepaßt pseudonormalen Ulkuspatienten, nach Overbeck u. Biebl 1975). Als Erklärung sei gewagt, daß hier wahrscheinlich die höher differenzierten psychischen Abwehrmechanismen und Bewältigungsformen dieser Patienten zu dem besseren postoperativen Ergebnis beigetragen haben.

Die präoperative *soziologische* Gruppeneinteilung der Patienten (Eckensberger et al. 1976, 1977) ergab ähnliche prognostische Hinweise. Die meisten Operationsversager (5 mäßig bis schlecht) fanden sich in der Gruppe der „abwärts mobilen Aussiedler". Bei diesen Patienten fanden wir in den Interviews latente Riesenerwartungen und Schlaraffenlandphantasien vom Westen zusammen mit sehr passiven Einstellungen und Enttäuschungsreaktionen, die vermutlich zu ihrem sozialen Abstieg führten. Ein weiterer Hinweis fand sich noch in der Gruppe der „mittleren Führungspositionen", in der ebenfalls 3 Patienten mit mäßigem bis schlechtem Erfolg waren. An allgemein ungünstigen Bedingungen oder psychischer Unreife und Ich-Schwäche kann es bei diesen Patienten nicht gelegen haben, die berufliche Situation enthält aber offenbar eine klassische psychodynamische Konfliktsituation. Die Patienten, meist Juniorchefs oder Stellvertreter, haben ehrgeizige Erwartungen, die sie aber aufgrund innerer Einstellungen nicht äußern dürfen, sondern abwehren. Das führt häufig dazu, daß sie dann bei Beförderungen aufgrund ihrer unklar ambivalenten Haltung übergangen werden und mit Neid, Ärger, Kränkung reagieren.

Zusammenfassend kann man feststellen, daß die Antworten leider nicht so klar ausgefallen sind, wie man es sich vielleicht gewünscht hätte. Dabei ist noch nicht einmal die ganze Komplexität, die mit der Problematik des Operationserfolgs zusammenhängt, berührt worden. Dazu gehört z. B. auch die Frage, was bereits alles in die Erfolgs*beurteilung* mit eingeht. Man weiß z. B. aus einer englischen Untersuchung, daß die allgemeinen sozialen Lebensbedingungen eines Patienten wie Einkommen, Wohnung, Art der beruflichen Tätigkeit mit darüber entscheiden, ob weiterbestehende Beschwerden so kompensiert werden können, daß die Patienten doch insgesamt eine befriedigende Lebensqualität erreichen. Schon die Möglichkeit zur Einnahme häufigerer Mahlzeiten und abwechslungsreicher Diät wie auch ein bestimmtes Kontrollverhalten und Kompensationsmöglichkeiten auf anderen Gebieten setzen i. allg. einen höheren sozialen Status voraus. Umgekehrt sind die Eingliederungsmöglichkeiten von Patienten in allgemein schlechten sozialen Bedingungen sehr begrenzt, so daß sich auch geringe persistierende körperliche Beschwerden in ganz anderem Ausmaß störend in bezug auf die „quality of life" auswirken (nach Cay et al. 1975). Ferner sind auch die familiären Ressourcen und die Selbsthilfepotentiale in der Umgebung sicher nicht ohne positiven Einfluß auf die Krankheitsbewältigung der Patienten (s. die soziale Unterstützung, Udris 1982). Wenn man sich alle diese schwer überschaubaren Verknüpfungen und gegenseitigen Beeinflussungsgrößen vor Augen hält und wenn man dazu noch von den symptomorientierten Erfolgskriterien auf die umfassenden patientenorientierten übergeht, wird verständlich, warum die Erfolgsmessung so schwierig wird (s. Möhlen u. Brähler 1984).

Immerhin bleibt abschließend festzustellen, daß der chirurgische Operationserfolg beim chronischen Ulcus duodeni auch einer komplexen kritischen Überprüfung standhält und in 80 % der Fälle einen rundum guten Erfolg brachte. Für die Mißerfolge gilt, daß sich i. allg. bei diesen Patienten zu dem schlechten körperlichen Zustand auch noch ungünstige soziale Verhältnisse und psychopathologische Auffälligkeiten gesellen, wobei deren Wechselwirkung untereinander sich nicht ganz aufklären ließ. Unter prognostischem Blickwinkel bleibt festzuhalten, daß die Patienten mit hohem Beschwerdedruck, die neurotischen Ulkuskranken mit passiven Fehlhaltungen sowie die Patienten mit unbefriedigenden bzw. konflikthaften Berufssituationen die schlechteste Prognose haben. Unter therapeutischen Gesichtspunkten ist zu bedenken, daß zwar alle Patienten nach wie vor operiert werden sollten, sofern die relative chirurgische Indikation gegeben ist, daß aber zusätzlich bei der Risikogruppe eine psychotherapeutische Behandlung und/oder sozialtherapeutische Einflußnahme ins Auge gefaßt werden sollte.

Literatur

Alexander F (1951) Psychosomatische Medizin. Grundlagen und Anwendungsgebiete. De Gruyter, Berlin

Beckmann D, Richter HE (1975) Der Gießen-Test (GT). Huber, Bern

Brähler E, Scheer JW (1983) Der Gießener Beschwerdenbogen (GBB) – Handbuch. Huber, Bern

Bräutigam W, Christian P (1973) Psychosomatische Medizin. Thieme, Stuttgart

Browning JS, Houseworth JH (1953) Development of new symptoms following medical and surgical treatment for duodenal ulcer. Psychosom Med 15:328–336

Cay EL, Philipp AE, Small WP, Neilson J, Henderson MA (1975) Patient's assesment of the result of surgery for peptic ulcer. Lancet 4:29–34

Eckensberger D, Overbeck G, Biebl W (1976) Subgroups of peptic ulcer patients. J. Psychosom Res 20:489–499

Eckensberger D, Overbeck G, Wolff E (1977) Über ein objektivierendes Verfahren zur diagnostischen Untergruppenbildung von chronisch Ulkuskranken. Z Psychosom Med Psychoanal 23:371–386

Kapp FT, Rosenbaum M, Romano J (1947) Psychological factors in men with peptic ulcers. Am J Psychiatry 103:700–708

McColl I, Drinkwater JE, Hulme-Moir I, Donnan SPB (1971) Prediction of success or failure of gastric surgery. Br J Surg 58:768–771

Möhlen K, Brähler E (1984) Zur Problematik des Operationserfolgs beim Zwölffingerdarmgeschwür. In: Scheer JW, Brähler E (Hrsg) Ärztliche Maßnahmen aus psychologischer Sicht – Beiträge zur medizinischen Psychologie. Springer, Berlin Heidelberg New York, S 62–71

Möhlen K, Brähler E, Rohde H, Overbeck G (1982) Zur Psychosomatik des operierten Ulkuskranken – eine 4-Jahres-Katamnese. Psychother Med Psychol 32:19–26

Overbeck G, Biebl W (1975) Psychosomatische Modellvorstellungen zur Pathogenese der Ulkuskrankheit. Psyche (Stg) 6:542–567

Overbeck G, Eckensberger D, Möhlen K, Troidl H, Rohde H, Lorenz W (1978) Der Operationserfolg bei chronisch Ulkuskranken in seiner Abhängigkeit von psychosozialen Faktoren. Therapiewoche 28:1435–1447

Pascal GR, Thoroughman JC (1964) Relationship between Bender-Gestalt Test Scores and the response of patients with duodenal ulcer to surgery. Psychosom Med 26:625–627

Pascal GR, Thoroughman JC, Jarvis JR, Jenkins WO (1966) Early history variables in prediction surgical success for intractable duodenal ulcer patients. Psychosom Med 28:207–215

Schwidder W (1961) Spezifisch-neurotische Persönlichkeitsstrukturen von chronsch Ulkuskranken. Vortrag bei der DGPPT 1960. Z Psychosom Med 7:146–148

Szasz TS, Psychiatric aspects of vagotomy. Psychosom Med 11:187–199

Udris I (1982) Soziale Unterstützung: Hilfe gegen Streß? Psychosozial 1:78

Visick AH (1948) A study of the failures after gastrectomy. Ann R Coll Surg Engl 3:266–271

Weiner JW (1956) Psychological factors related to results of subtotal gastrectomy. Psychosom Med 18:486–491

Zander W (1977) Psychosomatische Forschungsergebnisse beim Ulcus duodeni. Vandenhoeck & Ruprecht, Göttingen

Zander W (1978) Zur spezifischen Konfliktantwort bei Patienten mit Ulcus duodeni. Ein Beitrag zur Strain-Forschung. Z Psychother Med Psychol 28:50–58

Zauner J (1967) Beitrag zur Psychosomatik des operierten Ulkuskranken. Z Psychosom Med Psychoanal 13:24–30

Zur Ätiopathogenese der Colitis ulcerosa und des Morbus Crohn

H. H. Studt und H. Mast

Einleitung

Colitis ulcerosa und M. Crohn sind multifaktoriell bedingte oder psychosomatische Krankheiten, weil bei ihrer Verursachung und Auslösung verschiedene somatische Faktoren – konstitutionelle oder Erbanlagen, infektiöse, allergische bzw. immunologische – und psychische Einflüsse wirksam sind (Enke 1959; de Boor 1964/65; Feldman et al. 1967; Whybrow et al. 1968; Singer et al. 1971). Sowohl in somatischer wie auch in psychosomatischer und tiefenpsychologischer Sicht gibt es eine Fülle von Hypothesen über den Einfluß der verschiedenen Teilursachen, ihre Wechsel- oder Zusammenwirkung ist aber unsicher geblieben, so daß die Ätiopathogenese beider Krankheiten auch heute noch ungeklärt ist.

Allgemein wird angenommen, daß bei der Entstehung einer psychosomatischen Krankheit psychische Faktoren in der Kindheit von ursächlicher Bedeutung sind, indem die von den Beziehungspersonen ausgehenden Einflüsse und die Konstitution oder die Erbanlagen die Grundlage für eine prämorbide Persönlichkeitsstruktur bilden, die für bestimmte Konfliktarten disponiert ist. Gerät der Betreffende später in eine für ihn konflikthafte, nicht durch angemessenes Handeln lösbare Lebenssituation, so kommt es zum Symptom- und Krankheitsausbruch. Auslösend wirken gleichermaßen fehlverarbeitete Triebimpulse wie wahrscheinlich auch streßbedingte Veränderungen der Abwehr- oder Immunlage.

Das Ziel der folgenden Untersuchung ist es, die Ergebnisse einer Erkundungsstudie mit der Literatur über die wichtigsten psychischen Einflüsse bei der Colitis ulcerosa und dem M. Crohn zu vergleichen, um erste Aussagen über mögliche Unterschiede der beiden Krankheiten und über die Bedeutung der Ergebnisse für die Praxis zu machen.

Grundlage der Studie sind tiefenpsychologisch erweiterte Anamnesen von je 30 unausgelesenen, eingehend medizinisch diagnostizierten Patienten, von denen die Colitis-ulcerosa-Kranken[1] in Freiburg (psychosomatische Station der Medizinischen Universitätsklinik, 1965-72) und die Crohn-Patienten in Berlin (psychosomatische Abteilung der Medizinischen Klinik des Universitätsklinikum Steglitz, 1980-82) untersucht wurden. Die Patienten kamen überwiegend von den medizinischen Kliniken in die psychosomatischen Abteilungen, die in Theorie und Praxis gleichartig ausgerichtet waren bzw. sind.

---

[1] Herrn Johann Ahten danken wir für die Mitarbeit bei der Datengewinnung.

Psychische Einflüsse bei der Colitis ulcerosa

Die Umwelteinflüsse der frühen Kindheit wirken auf die Bildung der Persönlichkeitsstruktur: die Eltern, die oft selbst an Magen-Darm-Störungen leiden, können nicht angemessen mit Besitz umgehen, was auf Störungen im oralen und anal-aggressiven Bereich hinweist. Auf diesem Hintergrund werden durch Versagungen gleichartige Entwicklungshemmungen beim Kind erzeugt, durch eine forcierte Sauberkeitserziehung, die zur Dressur ausartet, durch hohe Anforderungen und überstrenge Erziehung, was zu einer nicht kindgemäßen Belastung führt (Schellack 1958/59, 1959/60; Enke u. Michler 1967; Rigatelli 1981). Die Mütter sind oft gefühlsarm bis kalt, auch dominant, perfektionistisch, kontrollierend, mit sich unzufrieden, depressiv oder hypochondrisch (Karush u. Daniels 1953/54; Askevold 1964; Kollar et al. 1964; Kipnowski u. Kipnowski 1981). Das Kind kann nur für Leistungen Zuwendung in Form eines materiellen Liebesersatzes bekommen und wird dadurch in dieser Einstellung abhängig (Schellack 1958/59). So steht die Mutter-Kind-Beziehung unter dem Zeichen der gegenseitigen Bedürfnisbefriedigung, die so weit geht, daß die Mutter die Darmfunktion des Kindes kontrolliert, das Kind nicht als Individuum, sondern als Eigentum betrachtet, seine aggressiven Impulse unterdrückt und sein Streben nach Selbständigkeit und Unabhängigkeit entmutigt (Schellack 1958/59; Sperling 1958/59; Rigatelli 1981). Die Väter dagegen werden einerseits als hart, fordernd und intolerant beschrieben, andererseits auch als gerecht, passiv und freundlich und damit in unserem Rollenverständnis als wenig männlich (Kollar et al. 1964; Enke u. Michler 1967; Kipnowski u. Kipnowski 1981; Rigatelli 1981).

Die künftigen Colitis-ulcerosa-Kranken sollen oft älteste oder ältere Kinder aus großen Familien sein, die die Geburt von Geschwistern in entscheidenden Phasen, nämlich mit 3, 7 oder 11 Jahren – 1. Trotzalter, Einschulung und 2. Trotzalter – verarbeiten müssen (Enke u. Michler 1967; Kipnowski u. Kipnowski 1981). Unter diesen frühkindlichen Bedingungen kommt es zu einer Fixierung in der analen Phase (Sperling 1958/59). Entsprechend zeigt die Persönlichkeitsstruktur später v. a. zwanghafte Anteile, aber auch depressive und hypochondrische Züge (Schellack 1958/59; Freyberger 1972; Liedtke et al. 1977; Rigatelli 1981).

Frauen erkranken etwas häufiger an Colitis ulcerosa, wobei der Erkrankungsgipfel im 30. Lebensjahr liegt (Askevold 1964; McKegney et al. 1970; Paull u. Hislop 1974).

Krankheitsauslösend sind einerseits orale und retentive Konflikte des Besitzstrebens durch Versagung entsprechender Wünsche und andererseits ein phantasierter oder realer Verlust einer Schlüsselperson. Ein solcher Objektverlust kann durch Scheidung, Krankheit oder Tod von Mutter, Vater oder Partner entstehen oder auch durch allgemeine Reifungsschritte, die mit gefordertem Selbständigwerden und damit auch mit notwendigen Trennungen einhergehen, wie das Verlassen des Elternhauses, Aufsteigen im Beruf, Heirat, Geburt von Kindern oder Untreue des Partners (Schellack 1958/59; Sperling 1958/59; Askevold 1964; Kollar et al. 1964; de Boor 1964/65; Karush et al. 1968; Jörgens u. Dieckhöfer 1972; Freyberger 1972; Freyberger et al. 1982, 1983; Paull u. Hislop 1974; Kipnowski u. Kipnowski 1981; Rigatelli 1981; Leibig et al. 1985).

Psychische Einflüsse beim Morbus Crohn

Bei diesen Kranken sind ein oder beide Elternteile auffallend zwanghaft, kalt und rigide, so daß die Kinder sich sehr um deren Zuwendung bemühen müssen, die von Leistung abhängig ist. Dabei ist die Mutter besonders dominant (Ford et al. 1969; Biebl et al. 1984). Die Patienten sind oft Erstgeborene oder mittlere Kinder, leben wegen des Kampfes um Zuwendung in starker Rivalität mit den Geschwistern und fühlen sich oft von den Eltern benachteiligt oder gar unerwünscht (Ford et al. 1969; Monk et al. 1970; Schwartz u. Schwartz 1982; Steinhausen u. Kies 1982).

Unter diesen Entwicklungsbedingungen entstehen Persönlichkeiten mit vorwiegend zwanghaften, hypochondrischen Zügen (Feldman et al. 1967; Ford et al. 1969; Paulley 1974; Reindell et al. 1981). Im Vergleich mit Colitis-ulcerosa-Kranken haben die Crohn-Patienten mehr depressive, hysterische und auch schizoide Verhaltensweisen und daher weniger starke symbiotische Beziehungsmuster, sind flexibler und zeigen stärkere Tendenzen zur Willkür und Pseudounabhängigkeit, was eine frühere Trennung vom Elternhaus bedingen kann (Ford et al. 1969; Petzold u. Reindell 1977; Reindell et al. 1981; Zander et al. 1982; Biebl et al. 1984; Leibig et al. 1985).

Nach den meisten Untersuchungen sind Männer und Frauen nahezu gleich häufig betroffen (Evans u. Acheson 1965; Feldman et al. 1967; Whybrow et al. 1968; Fahrländer u. Baerlocher 1971; Singer et al. 1971).

Als auslösende Ereignisse werden auch beim M. Crohn Verlust von nahen Beziehungspersonen durch Trennung oder Tod beschrieben, auch Lebensveränderungen in Richtung größerer Unabhängigkeit, die ebenfalls mit Trennungen einhergehen können, wie Beginn der Arbeit oder des Studiums, Examen oder Heirat und auch „in-betweensituation", in denen der Patient als Friedensstifter zwischen 2 Parteien steht (Whybrow et al. 1968; Ford et al. 1969; Paulley 1974; Freyberger et al. 1983; Leibig et al. 1985); im Vergleich mit der Colitis ulcerosa wurden beim M. Crohn seltener der Tod von Eltern bzw. Objektverluste und ein nicht intaktes Elternhaus beobachtet und entsprechend häufiger keine realen Verluste, sondern anstehende Trennungen von zwiespältig erlebten Beziehungspersonen gefunden (McKegney et al. 1970; Freyberger et al. 1982; Zander et al. 1982). Dabei liegt der Krankheitsausbruch meist zwischen dem 20. und 30. Lebensjahr, wobei Männer etwas früher als Frauen erkranken (Whybrow et al. 1968; McKegney et al. 1970; Fahrländer u. Baerlocher 1971; Kyle 1971).

Ergebnisse der Erkundungsstudie

Die gefundenen Merkmale werden nur in beschreibender Form wiedergegeben, da die Stichproben aus verschiedenen Kliniken stammen; die dennoch gemeinsamen Tabellen sollen den Überblick erleichtern.

Geschlecht, Struktur und Alter

Wie Tabelle 1 zeigt, sind von Colitis ulcerosa Männer und Frauen gleichmäßig betroffen, während beim M. Crohn die Frauen überwiegen. Vergleicht man dieses Ergebnis mit der Geschlechtsverteilung der jeweiligen Ambulanzpatienten, so sind die Männer etwas stärker bei der Colitis ulcerosa und die Frauen etwas mehr beim M. Crohn vertreten.

Tabelle 1. Geschlecht, Haupt- und Nebenstruktur bei Colitis-ulcerosa- und M.-Crohn-Patienten

Geschlecht 1) Hauptstruktur 2) Nebenstruktur	Colitis ulcerosa n [%]		Morbus Crohn n [%]	
Männer	15	(50)	10	(33)
Frauen	15	(50)	20	(67)
1) Depressiv	4	(13)	9	(30)
Zwangsneurotisch	23	(77)	19	(63)
Hysterisch	2	(7)	2	(7)
Mischstruktur	1	(3)	–	
2) Schizoid	1	(3)	1	(3)
Depressiv	17	(57)	14	(47)
Zwangsneurotisch	4	(13)	7	(23)
Hysterisch	3	(10)	8	(27)
Keine	5	(17)	–	

Bezüglich der *Persönlichkeitsstruktur* (s. Tabelle 1) ist der Hauptanteil in beiden Krankheitsgruppen zwangsneurotisch, der Nebenanteil depressiv, eine Verteilung, die bei der Colitis ulcerosa etwas stärker ausgeprägt ist, gleichermaßen bei Männern und Frauen. Umgekehrt ist bei den Crohn-Patienten der Hauptstrukturanteil etwas häufiger depressiv, der Nebenanteil zwangsneurotisch und v. a. hysterisch; diese hysterischen Züge wurden nur bei Frauen diagnostiziert. Zieht man die Haupt- und Nebenstruktur unter Vernachlässigung der Gewichtung zusammen, so unterscheiden sich M.-Crohn-Patienten von Colitis-ulcerosa-Kranken v. a. durch stärker ausgeprägte hysterische Züge.

Kein Unterschied besteht im *Alter* und in der *Krankheitsdauer:* Die Patienten beider Gruppen erkranken durchschnittlich mit 23–24 Jahren und kommen 3–4 Jahre später zur Untersuchung, also mit 26–27 Jahren; beim M. Crohn fällt jedoch erwartungsgemäß auf, daß die Männer 3 Jahre früher erkranken und 4 Jahre früher als die Frauen zur Untersuchung kommen.

Die Eltern

Um die jetzt zu beschreibende Genese detailliert zu erfassen, wurden verschiedene Kategorien über die Eigenschaften der Eltern und Kinder, die Objektbeziehungen und gravierenden Ereignisse in der Kindheit gebildet. Registriert wur-

den v. a. die wörtlichen Aussagen der Patienten und die aus den Schilderungen
ablesbaren Verhaltensweisen; seltener wurden Einschätzungen vorgenommen.

Betrachtet man zunächst die Eigenschaften der Eltern (s. Tabelle 2), so erscheinen die *Mütter* der Kolitiskranken häufiger lieb und passiv, die der M.-
Crohn-Patienten dagegen aktiv, willkürlich und dominant. Die *Väter* der Kolitiker sind häufiger autoritär oder streng und prügeln mehr in der Erziehung, was
überwiegend die Frauen angaben, während die der Crohn-Patienten als lieb geschildert werden.

Tabelle 2. Eigenschaften von Mutter und Vater bei Colitis-ulcerosa- und M.-Crohn-Patienten

Eigenschaften Mutter und Vater	Colitis ulcerosa				Morbus Crohn			
	Mutter		Vater		Mutter		Vater	
	n	[%]	n	[%]	n	[%]	n	[%]
Lieb	20	(67)	7	(23)	11	(37)	14	(47)
Dominant	–		1	(3)	5	(17)	3	(10)
Streng	5	(17)	4	(13)	7	(23)	1	(3)
Autoritär	–		6	(20)	–		3	(10)
Distanziert	2	(7)	4	(13)	3	(10)	2	(7)
Willkür	2	(7)	1	(3)	5	(17)	–	
Jähzorn	–		2	(7)	1	(3)	4	(13)
Prügelnd	3	(10)	7	(23)	2	(7)	3	(10)
Aktivität	4	(13)	5	(17)	9	(30)	4	(13)
Passivität	4	(13)	1	(3)	–		3	(10)
Patient bevorzugt	1	(3)	1	(3)	1	(3)	5	(17)
Patient benachteiligt	4	(13)	4	(13)	2	(7)	1	(3)
Beziehung gut	20	(67)	10	(33)	17	(57)	19	(63)
Beziehung schlecht	9	(30)	9	(30)	10	(33)	6	(20)
Idealisiert	7	(23)	4	(13)	9	(30)	8	(27)
Kritisiert	9	(30)	11	(37)	12	(40)	8	(27)
Erziehung günstig	16	(53)	10	(33)	14	(47)	17	(57)
Erziehung ungünstig	6	(20)	9	(30)	11	(37)	7	(23)

Bei den *Eltern-Kind-Beziehungen* fällt auf, daß sich die Kolitiskranken von
beiden Elternteilen etwas häufiger gegenüber ihren Geschwistern benachteiligt
fühlten und daß sie die Beziehung zum *Vater* häufiger als schlecht schilderten
und ihn mehr kritisierten als die M.-Crohn-Patienten; entsprechend wurden die
Erziehungseinflüsse seltener als günstig eingeschätzt.

Ganz anders sieht es bei den M.-Crohn-Patienten aus: diese fühlten sich häufiger vom *Vater* bevorzugt, schilderten die Beziehung zu ihm als gut und idealisier-
ten ihn, so daß auch seine Erziehung im Vergleich zu den Vätern der Kolitiker insgesamt als günstiger eingestuft wurde. Die *Mutter* wurde dagegen von ihnen etwas mehr kritisiert und ihre gesamten Erziehungseinflüsse wurden ungünstiger

eingeschätzt. Ergänzt sei hierzu, daß in beiden Krankheitsgruppen die Angaben über eine gute Vater-Kind-Beziehung und eine Idealisierung des Vaters überwiegend von den Frauen stammen.

Deutliche Unterschiede sind bei den *Ehen der Eltern* zu sehen (s. Tabelle 3): Während bei den Kolitikern die Väter eindeutig dominieren, hat bei den M.-Crohn-Patienten je zur Hälfte der Vater oder die Mutter die bestimmende Rolle inne.

Tabelle 3. Genese: Ehe der Eltern und Ereignisse in der Kindheit

Genese	Colitis ulcerosa n [%]	Morbus Crohn n [%]
Vater dominiert in der Ehe	14 (47)	12 (40)
Mutter dominiert in der Ehe	2 (7)	11 (37)
Streit in der Ehe	5 (17)	7 (23)
Schlägerei in der Ehe	1 (3)	3 (10)
Vater abwesend	10 (33)	5 (17)
Tod von Beziehungspersonen	17 (57)	8 (27)
Operationen	7 (23)	1 (3)
Unfälle	3 (10)	1 (3)
Krankenhaus	7 (23)	6 (20)
Heim	2 (7)	4 (13)
Ortswechsel	7 (23)	–
Positive Beziehungspersonen	5 (17)	2 (7)

Ereignisse in der Genese

Als mögliche traumatisierende Einflüsse in der Genese (s. Tabelle 3), den ersten 15 Lebensjahren, kamen bei den Kolitiskranken häufiger eine längere Abwesenheit des Vaters – meist kriegsbedingt – und häufiger Todesfälle von nahen Beziehungspersonen vor, wobei der Tod des Vaters doppelt so oft bei der Colitis ulcerosa wie beim M. Crohn (7:3) vorkam. Die Kolitiker wurden als Kinder öfter operiert und zogen häufiger um. Sie hatten auch mehr andere positive Beziehungspersonen, meist die Großeltern. M.-Crohn-Patienten waren dagegen nur etwas häufiger in Heimen, meist Kurheimen.

Geschwister

Die Geschwisterkonstellation zeigt in beiden Gruppen je 25 % Erstgeborene und Letztgeborene; bei den M.-Crohn-Patienten sind die Zweitgeborenen doppelt so häufig (10:5) wie bei den Kolitiskranken. Unter den Kolitikern sind bei einer etwas größeren Geschwisterzahl (2,3:1,7) die Einzelkinder entsprechend seltener (5:7); sie haben am häufigsten 2 Geschwister, die Crohn-Kranken dagegen 1 oder 3.

Kindliches Verhalten

Während die Schilderung des kindlichen Verhaltens in bezug auf mehr passiv-ängstliche Einstellungen wie brav, still oder schüchtern keine Unterschiede zwischen den Gruppen ergibt, beschrieben sich die Kolitiker mehr als lebhafte Kinder, die oft stritten, auch mit den Geschwistern – mehr die Frauen als die Männer –, mit denen sie andererseits auch mehr spielten, die viele Freunde hatten, mehr draußen spielten und Streiche machten.

Spätere Entwicklung

Zur sexuellen Entwicklung ist nur erwähnenswert, daß die Crohn-Patienten häufiger von Mutter oder Vater aufgeklärt wurden und daß sie als Erwachsene etwas seltener Kinder haben und diese etwas später zur Welt bringen als die Kolitiskranken.

Auslösende Konfliktsituation

Ein weiterer Schritt führt zur auslösenden Konfliktsituation. Es wurden alle Ereignisse 1 Jahr vor Erkrankungsbeginn und vor Rezidiven ermittelt und diese nach 6 Kategorien zusammengefaßt (s. Tabelle 4): Entwicklungsstufen sind übliche Reifungsschritte, Veränderungen, z. B. Ortswechsel, während der Entwicklung kommen nicht bei jedem vor; weitere Ereignisarten gehören zum Liebesleben, zur Berufssphäre und zum Besitzerleben; unter „besonderen Ereignissen" sind überwiegend Schicksalsschläge, z. B. Todesfälle, zu verstehen. Aus diesen Ereignissen wurden diejenigen zusammengestellt, die in psychodynamischer Sicht die Bedeutung von Verlusterlebnissen haben können, davon noch einmal getrennt Todesfälle und schwere Krankheiten bei nahestehenden Beziehungs-

Tabelle 4. Auslösende Ereignisse

Auslösende Ereignisse	Colitis ulcerosa n [%]	Morbus Crohn n [%]
1) Entwicklungsstufen	7 (6)	6 (6)
2) Veränderungen während der Entwicklung	21 (18)	21 (21)
3) Liebe – Sexualität	34 (29)	30 (31)
4) Arbeit – Beruf	41 (34)	31 (32)
5) Besitz	7 (6)	1 (1)
6) Besondere Ereignisse	9 (8)	9 (9)
Verlustereignisse 1)–6)	30 (25)	32 (33)
Davon Todesfälle und Krankheiten	7 (6)	9 (9)
Gesamt	119	98

personen: auf dieser Ebene zeigen sich keine Unterschiede zwischen den Krankheitsgruppen, auch nicht im Hinblick auf Verlusterlebnisse. Berücksichtigt man das Geschlecht, so erkranken in beiden Gruppen die Frauen häufiger an Liebeskonflikten, die Männer mehr durch Ereignisse im Berufsleben, wie dies in zahlreichen Untersuchungen nachgewiesen ist. Betrachtet man schließlich die 4 häufigsten Ereignisse in beiden Gruppen, so kommen bei der Colitis ulcerosa als auslösende Ereignisse häufiger Schwangerschaft/Entbindung, erfolgreiche Prüfung und Ärger im Beruf vor, während es bei den Crohn-Kranken folgende sind: Pubertät, Wohnungswechsel, Beginn einer sexuellen Beziehung im Rahmen einer Freundschaft, eheliche Disharmonie, neuer Tätigkeitsbereich im Berufsleben und schwere Krankheit einer nahen Beziehungsperson, die – mit Ausnahme der Pubertät – überwiegend bei Frauen vorkommen.

Neurosenschwere

Fragt man schließlich nach dem Grad der psychischen Gestörtheit bzw. der Neurosenschwere (s. Tabelle 5), so zeigt sich, daß neurotische Symptome in der frühen Kindheit, sog. Primordialsymptome, häufiger bei Kolitiskranken vorkommen und auch häufiger über die Pubertät andauern bzw. persistieren, während die Persönlichkeitsstruktur vor Ausbruch der Krankheit – prämorbid – bei den Crohn-Patienten als bereits häufiger neurotisch gestört eingestuft wurde. Die Gesamteinflüsse während der Genese wurden in beiden Gruppen gleich häufig als eher neurosefördernd eingeschätzt. Der Beeinträchtigungsscore (Schepank 1980, schriftliche Mitteilung), mit dem bei lebenslanger Betrachtung die somatischen, psychischen und sozialkommunikativen Störungen erfaßt werden, zeigt dagegen kaum Unterschiede: Ein Punktwert von 5–8 zeigt einen mittelschweren

Tabelle 5. Neurosenschwere

Neurosenschwere	Colitis ulcerosa n [%]	Morbus Crohn n [%]
Primordialsymptome	24 (80)	17 (57)
Persistierende Primordialsymptome	14 (47)	6 (20)
Genese neurosefördernd	17 (57)	19 (63)
Genese normfördernd	12 (40)	11 (37)
Struktur prämorbid neurotisch	15 (50)	23 (77)
Struktur prämorbid nicht neurotisch	14 (47)	7 (23)
Beeinträchtigungsscore		
1– 4	4 (13)	3 (10)
5– 8	25 (83)	25 (83)
9–12	–	2 (7)

Störungsgrad an, der bei über 80 % der Patienten beider Krankheitsgruppen vorliegt.

Diskussion und Schlußfolgerung

Der Vergleich der Ergebnisse mit den oft breit gefächerten Angaben in der Literatur ergibt nur wenig Übereinstimmung in bezug auf die Genese, aber eine Bestätigung der beschriebenen Persönlichkeitszüge: bei den Kolitiskranken stimmen die gefundenen Eigenschaften des Vaters, nicht dagegen die der Mutter mit der Literatur überein, während die Mutter der M.-Crohn-Patienten als dominant bestätigt wird. Die Kolitispatienten stammen erwartungsgemäß aus etwas größeren Familien, und sie fühlen sich – im Gegensatz zu den an M.-Crohn-Leidenden – gegenüber den Geschwistern von den Eltern benachteiligt. Die Patienten beider Gruppen erkranken gleich häufig an Verlusterlebenissen, wobei die realen Objektverluste in der Kindheit bei den Kolitiskranken allerdings höher sind. Erwartungsgemäß liegt beim M. Crohn das Erkrankungsalter der Männer früher.

Am besten stimmen die diagnostizierten Persönlichkeitsstrukturen mit den Beschreibungen in der Literatur überein: zwanghafte Anteile in beiden Gruppen und stärkere hysterische und auch depressive Züge bei den M.-Crohn-Patienten.

Versucht man jetzt, die wesentlichen Ergebnisse dieser Vorstudie interpretierend zusammenzufassen, so ergeben sich unterschiedliche Entwicklungslinien.

Die Kindheit des künftigen Kolitikers ist durch eine patriarchalisch gefärbte Rollenverteilung geprägt: Der Vater ist autoritär, streng und prügelt in der Erziehung, die Mutter ist lieb und passiv. Entsprechend dominiert der Vater auch in der Ehe. Die Vaterbeziehung wird vom Kolitiker als eher schlecht beurteilt. Bei einer etwas größeren Geschwisterzahl fühlt er sich vom Vater wie von der Mutter eher benachteiligt. Reaktiv auf diese Bedingungen ist er als Kind lebhaft und motorischaggressiv im Kontakt und im Spiel. Unter diesen Erziehungseinflüssen entwickeln die künftigen Kolitiskranken eine fast rein zwangsneurotisch-depressive Persönlichkeitsstruktur.

Umgekehrt ist die Rollenverteilung bei den Eltern der M.-Crohn-Patienten: Der Vater wird als lieb und die Beziehung zu ihm als gut erlebt, der Patient kann ihn gleichermaßen idealisieren und kritisieren. Seine Mutter ist dagegen aktiv, dominant und andererseits willkürlich und ihre herrschende Rolle in der Ehe ist ebenso stark wie die des Vaters. Entsprechend sind die Erziehungseinflüsse des Vaters eher als günstig, die der Mutter als ungünstig zu beurteilen – jeweils im Vergleich mit den Kolitiskranken. Unter diesen Einflüssen entstehen Persönlichkeitsstrukturen, die insgesamt auch vorwiegend zwangsneurotisch sind, aber – abweichend von den Kolitiskranken – etwas stärkere depressive Anteile und v. a. mehr hysterische Charakterzüge aufweisen. Diese bei den Crohn-Kranken umgekehrte Rollenverteilung der Eltern, die „berüchtigte Konstellation" einer „starken" Mutter und eines „schwachen"Vaters, mag – neben den etwas anderen Zeiteinflüssen – dazu beitragen, daß sie etwas seltener und später Kinder zur Welt bringen und etwas häufiger an bestimmten Liebeskonflikten erkranken.

Da es sich nicht um repräsentative Stichproben handelt, können die vorläufigen Aussagen nur für Colitis-ulcerosa- und M.-Crohn-Patienten gelten, die stationär medizinisch und psychotherapeutisch behandlungsbedürftig sind:

Colitis-ulcerosa- und M.-Crohn-Patienten zeigen unterschiedliche neurotische Entwicklungen, der Schweregrad der psychischen Störung ist jedoch in beiden Gruppen gleich hoch.

Bei deutlichen zwanghaften Anteilen in der Persönlichkeitsstruktur haben Crohn-Kranke mehr hysterische Züge, die die stärkeren Unabhängigkeits- und Willkürtendenzen dieser Kranken erklären.

Verlusterlebnisse vor Krankheitsausbruch kommen in beiden Gruppen gleich häufig vor.

So sind bei diesen Darmkranken grundsätzlich psychodiagnostische Gespräche mit Einschätzung der Prognose angezeigt, um die Art der wahrscheinlich notwendigen Psychotherapie zu ermitteln.

Literatur

Askevold F (1964) Studies in ulcerative colitis. J Psychosom Res 8:89–100

Biebl W, Platz T, Kinzl J, Judmaier G (1984) Psychosomatische Untersuchung bei Patienten mit Colitis ulcrosa und Morbus Crohn. Prax Psychother Psychosom 29:184–190

Boor C de (1964/65) Die Colitis ulcerosa als psychosomatisches Syndrom. Psyche (Stuttg) 18:107–119

Enke H (1959) Pathogenetische Faktoren bei Colitis ulcerosa. Z Psychother Med Psychol 9:54–65

Enke H, Michler S (1967) Über einige Kriterien der Mutter-Kind-Beziehung bei männlichen Patienten mit den Symptomen: Asthma bronchiale, Colitis gravis, Herzbeschwerden und Magenbeschwerden. Z Psychosom Med Psychoanal 13:108–115

Evans JG, Acheson ED (1965) An epidemiological study of ulcerative colitis and regional ileitis in the Oxford area. Gut 6:311–324

Fahrländer H, Baerlocher CH (1971) Clinical features and epidemiological data on Crohn's disease in the Basle area. Scand J Gastroenterol 6:657–662

Feldman F, Cantor D, Soll S, Bachrach W (1967) Psychiatric study of a consecutive series of 19 patients with regional ileitis. Br Med J 4:711–714

Ford CV, Glober GA, Castelnuovo-Tedesco P (1969) A psychiatric study of patients with regional enteritis. JAMA 208:311–315

Freyberger H (1972) Colitis ulcerosa. In: Krauspe C, Müller-Wieland K, Stelzner F (Hrsg) Colitis ulcerosa und granulomatosa. Urban & Schwarzenberg, München Berlin Wien, S 265–338

Freyberger H, Otte H, Wellmann W (1982) Unterschiede der Persönlichkeitsstrukturen bei Colitis ulcerosa- und Morbus Crohn-Patienten (bei gleichzeitiger Berücksichtigung familienbezogener Aspekte). In: Angermeyer MC, Freyberger H (Hrsg) Chronisch Kranke in der Familie. Enke, Stuttgart, S 76–84

Freyberger H, Wellmann W, Ziegler H, Nordmeyer J, Künsebeck HW, Lempa W, Hellhammer D (1983) Psychosomatischer Aspekt der chronisch-entzündlichen Darmerkrankungen. Z Gastroenterol 2:46–50

Jörgens H, Dieckhöfer K (1972) Internistische und psychopathologische Aspekte zur Colitis ulcerosa (mit kasuistischen Beiträgen). Z Psychosom Med Psychoanal 18:305–323

Karush A, Daniels G (1953/54) Colitis ulcerosa. Psychoanalyse zweier Fälle. Psyche (Stuttg) 7:401–452

Karush A, Daniels GE, O'Connor JF, Stern LO (1968) The response to psychotherapy in chronic ulcerative colitis. I Pretreatment factors. Psychosom Med 30:255–276

Kipnowski J, Kipnowski A (1981) Psychosomatischer Beitrag zur Ätiopathogenese der Colitis ulcerosa. Z Psychosom Med Psychoanal 27:372–380

Kollar EJ, Fullerton DT, Di Censo R, Agler CF (1964) Stress specificity in ulcerative colitis. Compr Psychiatry 5:101–112

Kyle J (1971) An epidemiological study of Crohn's disease in northeast Scotland. Gastroenterology 61:826–833

Leibig T, Wilke E, Feiereis H (1985) Zur Persönlichkeitsstruktur von Patienten mit Colitis ulcerosa und Morbus Crohn, eine testpsychologische Untersuchung während der Krankheitsremission. Z Psychosom Med Psychoanal 31:380–392

Liedtke R, Freyberger H, Zepf S (1977) Personality features of patients with ulcerative colitis. Psychother Psychosom 28:187–192

McKegney FP, Gordon RO, Levine SM (1970) A psychosomatic comparison of patients with ulcerative colitis and Crohn's disease. Psychosom Med 32:153–166

Monk M, Mendeloff AJ, Siegel CJ, Lilienfeld A (1970) An epidemiological study of ulcerative colitis and regional enteritis among adults in Baltimore. III Psychological and possible stress-precipitating factors. J Chronic Dis 22:565–578

Paull A, Hislop JG (1974) Etiologic factors in ulcerative colitis: Birth, death and symbolic equivalents. Int J Psychiatry Med 5:57–64

Paulley JW (1974) Psychological management of Crohn's disease. Practitioner 213:59–64

Petzold E, Reindell A (1977) Psychosomatische Diagnostik und Therapie bei Herzinfarkt, Colitis ulcerosa und Morbus Crohn. Prax Psychother 22:109–115

Reindell A, Ferner H, Gmelin K (1981) Zur psychosomatischen Differenzierung zwischen Colitis ulcerosa und Ileitis terminalis (M. Crohn). Z Psychosom Med Psychoanal 27:358–371

Rigatelli M (1981) A global psychosomatic study of 16 consecutive patients with ulcerative colitis. Psychother Psychosom 35:22–33

Schellack D (1958/59, 1959/60) Grundsätzliches zur Psychosomatik von Darmkrankheiten, insbesondere des spastischen Colon (Teil I-III). Z Psychosom Med 5:28–36, 102–110, 6:100–109

Schwartz RA, Schwartz IK (1982) Psychiatric disorders associated with Crohn's disease. Int J Psychiatry Med 12:67–73

Singer HC, Anderson JGD, Frischer H, Kirsner JB (1971) Familial aspects of inflammatory bowel disease. Gastroenterology 61:423–430

Sperling M (1958/59) Psychiatrische Aspekte der ulcerativen Colitis. Z Psychosom Med 5:171–178

Steinhausen HC, Kies H (1982) Comparative studies of ulcerative colitis and Crohn's disease in children and adolescents. J Child Psychol Psychiatry 23:33–42

Whybrow PC, Kane FJ, Lipton MA (1968) Regional ileitis and psychiatric disorder. Psychosom Med 30:209–221

Zander W, Lehner F, Birk M, Blümel G (1982) Experimentelle Untersuchungen zur Psychodynamik der Colitis ulcerosa und des Morbus Crohn. Prax Psychother Psychosom 27:161–171

Anmerkungen zum gleichzeitigen und alternierenden Auftreten von Colitis ulcerosa und psychiatrischen Erkrankungen

U. Rüger

Einleitung

Bei einer Reihe psychosomatischer Erkrankungen, insbesondere bei Psychosomatosen im engeren Sinne, kann es zu einem Wechsel zwischen psychosomatischer und psychiatrischer Erkrankung kommen. In der Literatur wird alternierendes, aber auch gleichzeitiges Auftreten von psychosomatischen Erkrankungen und depressiven, paranoid-psychotischen und grenzpsychotischen Zustandsbildern geschildert – und zwar häufiger, als es nach der Zufallswahrscheinlichkeit zu erwarten wäre (Bräutigam u. Christian 1973). Nach Spiegelberg (1965) ist das Vorkommen von Psychosen im Rahmen psychosomatischer Erkrankungen am häufigsten bei der Colitis ulcerosa festzustellen. Die Beobachtungen über einen Zusammenhang zwischen Darmaffektionen und psychiatrischen Erkrankungen sind im übrigen schon alt und wurden bereits von Griesinger (1867) erwähnt.

Für ein Symdromwechsel („syndrome shift") kommen nach Bräutigam u. Christian (1973) folgende Ursachen in Frage:

- endogene somatische Krankheitsfaktoren,
- somatische Behandlungsmaßnahmen, die z. B. die Organsprache unmöglich machen,
- eine Verschiebung der innerseelischen Dynamik, sei es durch auslösende Konflikte oder auch gegebenenfalls durch eine Psychotherapie.

Bei der Colitis ulcerosa ist ein somatopsychisches und ein psychosomatisches Geschehen mit multifaktorieller Ätiopathogenese anzunehmen. Dabei können im einen Fall körperliche, im anderen Fall psychische Faktoren überwiegen. Nach Curtius (1962, S. 4) wird man „der ätiologischen Situation am besten gerecht, wenn man die Colitis ulcerosa zu den so überaus häufigen Syndromen rechnet, die unter verschiedenen von Fall zu Fall wechselnden Bedingungen auftreten". Sowohl Curtius als auch Feiereis (1970) betonen die jeweils sehr unterschiedliche Syndromgenese, und zwar nicht nur was das Verhältnis somatischer und psychischer Faktoren betrifft; vielmehr sei auch die Art der seelischen Auslösefaktoren jeweils sehr unterschiedlich. Curtius spricht von einer „unhaltbar gewordenen Annahme einer spezifisch verursachten Krankheitseinheit" (S. 4).

Dagegen betonen andere Autoren eine Spezifität im Hinblick auf biographische Besonderheiten, auf Persönlichkeitsstruktur und symptomauslösende Konfliktsituationen (Murray 1930; Alexander 1951; Schellack 1954; 1958/59; Schwidder 1954, 1965; Engel 1955, 1981; Sperling 1958; Karush et al. 1968). Nur ein Teil dieser Autoren erwähnt allerdings die Beobachtung von psychotischen Entwicklungen bei Kolitiskranken. Alexander (1951) und Sperling (1958) weisen auf Persönlichkeitselemente des Kolitikers hin, die auch beim Psychotiker prämorbid häufig zu beobachten sind.

Nach Langzeitbeobachtungen an Kolitispatienten (Daniels et al. 1962) kommt es in 1/3 der Fälle zu einer schizophrenen Erkrankung. Diese Patienten zeigen zugleich eine deutlich schlechtere Prognose, auch im Hinblick auf den Verlauf der Colitis ulcerosa selbst (häufigere Operationsnotwendigkeit und höhere Mortalität). Deshalb ist es nicht nur von theoretischem Interesse, den Hintergrund eines Wechsels zwischen Colitis ulcerosa und einer psychotischen Erkrankung zu klären. Die Kenntnis der Umstände, unter denen solche Verläufe zu beobachten sind, müßte auch Konsequenzen für die Verlaufseinschätzung und Behandlungsplanung der Kolitispatienten haben. Schließlich dürfte es von Interesse sein, ob die bei dieser Untergruppe gefundenen Besonderheiten in abgeschwächter Form beim größeren Teil oder bei der Gesamtgruppe der Patienten zu beobachten sind. An 2 recht unterschiedlichen klinischen Beispielen soll diesen Fragen nachgegangen werden, mit anschließender Diskussion der über die Einzelfallstudien hinausgehenden allgemeingültigeren Gesetzmäßigkeiten.

Fallbeispiel 1

C. ist eine 35jährige ledige Arzthelferin, die ich als psychotherapeutischer Konsiliararzt kennenlernte, als sie mit dem 2. Schub einer paranoiden Psychose in stationärer psychiatrischer Behandlung war. Die genaue Krankheitsanamnese stellte sich wie folgt dar: Seit dem 19. Lebensjahr bestand bei C. eine Colitis ulcerosa, die etwa 1- bis 2mal im Jahr exazerbierte und dann regelmäßig mit Azulfidinen und Kortison behandelt werden mußte. Operative Eingriffe waren nie notwendig gewesen. Die Colitis ulcerosa hatte sich im zeitlichen Zusammenhang mit dem Auszug aus dem Elternhaus entwickelt. In der folgenden Zeit wechselten dann Trennungsversuche und Wiedereinzug ins Elternhaus, ohne daß es zu einer dauerhaften inneren Verselbständigung gekommen wäre.

Eine erste paranoide Psychose in klinisch manifester Form war im Alter von 28 Jahren nach dem tragischen Zusammentreffen mehrerer Verlusterlebnisse aufgetreten und hatte zu einer längeren stationären und nachfolgenden ambulanten psychiatrischen Behandlung geführt. Die Patientin hatte aber auch schon prämorbid stark sensitive Züge gezeigt. Sie meinte: „Ich neige sehr zum Interpretieren der Realität, ich kann Wichtiges von Unwichtigem nie unterscheiden!" Damit drückte sie sehr plastisch eine auch in gesundem Zustand bestehende Selektionsstörung bei der Perzeption innerer und äußerer Reize aus, die nach Süllwold (1977) zu den Basisstörungen schizophrener Psychosen gehört.

Neben dieser sensitiven Charaktereigentümlichkeit mit starker Neigung zu projektiver Verarbeitung innerer und äußerer Konflikte zeigte sie eine ausgesprochen altruistische Aufopferungshaltung. Für die lebenslänglich kränkelnde Mutter war sie immer eine Art „Mülleimer" für deren Sorgen. Der Schwester hatte sie bereitwillig einen Freund überlassen, ohne jedes Eifersuchtsgefühl und ohne jeden Impuls, um diesen Freund zu kämpfen. Unter ihren Bekannten und Freunden fanden sich sehr gehäuft – auch vor ihrer psychotischen Erkrankung – psychisch schwierige Menschen, z. T. Alkoholiker, die sie finanziell ausnahmen, von denen sie dann aber nach einiger Zeit regelmäßig fallengelassen wurde. Sie ließ sich auf eine gerade für sie ausgesprochen nachteilige Testamentsregelung ein – ein Tatbestand, der ihr gar nicht bewußt war und der nur bei der sehr eingehenden Klärung ihrer finanziellen Verhältnisse durch den Untersucher zutage trat.

Die Mutter litt an einer chronischen Hauterkrankung, die sich mit der Geburt der Patientin verschlimmert hatte. Zwischen Mutter und Tochter bestand eine ausgesprochen symbiotische Beziehung, in der die Patientin feinste Stimmungsschwankungen der Mutter wahrnahm, zugleich aber von dieser in einer eigenständigen expansiven Entwicklung gehindert wurde. Der Vater war ein recht sthenischer, die Familie patriarchalisch regierender Geschäftsmann, der Schwächen nur mit Verachtung strafte und – wie die Patientin einmal sagte – „in der Familie keine Sozialfälle duldet". Mit dieser Formulierung identifizierte sie sich mit seinen strengen Normenvorstellungen und seiner Leistungsorientierung, scheiterte aber in ihrer beruflichen Entwicklung mehrfach, da sie die eigene Leistungsfähigkeit überschätzte.

Fallbeispiel 2

B. ist ein Patient, bei dem eine chronische grenzpsychotische Entwicklung im Sinne eines Borderlinesyndroms vorlag und bei dem sich während einer längerdauernden psychotherapeutischen Behandlung eine Colitis ulcerosa erstmals entwickelte, die dann aber inzwischen seit 4 Jahren voll remittiert ist. Im Vergleich zu der Patientin aus Beispiel 1 haben wir hier also ein umgekehrtes Bild festzuhalten: eine chronische grenzpsychotische Entwicklung und eine relativ kurze und zeitlich gut abgrenzbare Manifestation einer Colitis ulcerosa.

Bernd kam als 28jähriger kaufmännischer Angestellter nach 8 schweren Suizidversuchen in psychiatrische Behandlung. Die Suizidversuche waren jeweils sehr akut und fast blitzartig in Situationen starker narzißtischer Kränkung unternommen worden. Bei Behandlungsbeginn hatte er nur den Wunsch, daß man aus ihm endlich einen „normalen Menschen" mache. Zugleich habe er aber keine Hoffnung, daß ihm die Behandlung helfen werde. Er äußerte, er wolle nur alles getan haben, um sich später (wann?) keine Vorwürfe machen zu müssen!

Bernd war das zweite von 4 Kindern, außerehelich geboren und Scheidungsanlaß für den Vater. Die Mutter lebte allein mit dem kleinen Säugling und wurde erst nach 2 Jahren von ihrem Mann wieder „in Gnaden" aufgenommen. Während es zu einer äußerlichen Versöhnung der Eltern kam, hatte B. dann durchgehend die Rolle des „schwarzen Schafes" in der Familie übernommen. Bestehen blieb aber die enge Beziehung zur Mutter, für die er Verbündeter blieb, die ihn aber wohl untergründig als schuldig an ihrem Unglück auch immer stark abgelehnt hatte. Unser späterer Patient hielt sich zunächst in der Balance in einer Haltung von Aufopferungsbereitschaft und Zurücktreten vor den Interessen der Geschwister, für deren Belange er sich immer selbstlos einsetzte. Zugleich identifizierte er sich aber mit seinem von ihm über alles bewunderten „Vater", einem sehr sportlichen Flugkapitän, mit dem er aber – es war ja nicht sein Vater – körperlich überhaupt keine Ähnlichkeit hatte.

Erstmals auffällig wurde der Heranwachsende im Alter von 15 Jahren nach Abschluß der 10. Klasse, als er erfuhr, daß der Vater nicht sein leiblicher Vater war. Es kam zu hochaggressiven Durchbrüchen im Wechsel mit einem völlig autistischen Rückzug, so daß schon in diesem Alter eine Behandlung in einer kinder- und jugendpsychiatrischen Klinik notwendig wurde. Schließlich kam er nach Abschluß seiner Lehre als Einzelhandelskaufmann Anfang der 70er Jahre nach Berlin und lebte hier als Junggeselle bei einer älteren Dame, die ihn nach dem tödlichen Unfall ihres Sohnes aufgenommen hatte. Es kam hier zu einer sehr engen, fast symbiotisch zu nennenden Beziehung, die allerdings, wenn B. sich gekränkt fühlte, von einigen hochaggressiven Durchbrüchen unterbrochen war, insbesondere dann, wenn der Patient sich von seiner „neuen Mutter" schlecht verstanden fühlte. Bis zum Behandlungsbeginn hatte der Patient keine engeren Partnerbeziehungen gehabt. Dagegen hatte er als Ersatz für hilfsbedürftige und unterdrückte Menschen einen Verein zur Förderung behinderter Kinder gegründet! Außerdem setzte er sich in Gewerkschaft und Jugendorganisation einer Partei für „grundlegende und prinzipielle Interessen" seiner Mitmenschen ein – von denen er ansonsten weitgehend isoliert war.

Mit seinen gutgemeinten Hilfsangeboten als Betriebsratsmitglied saß er meist rasch zwischen allen Stühlen. Beim Versuch, vermeintliche Unstimmigkeiten zu schlichten, rief er zwischen den Beteiligten erst den eigentlichen Streit hervor („Kaum war er da, gab es Streit – ohne daß er etwas dazu tat!" – Äußerung einer Stationsschwester in der Klinik). Kam er selbst in Konflikte, sah er sich rasch einer nicht mehr steuerbaren aggressiven Impulsflut ausgesetzt, die er meist nur durch rasches Verlassen des entsprechenden Ortes äußerlich sozial adäquat abführen konnte.

Psychopathologisch lag ein Borderlinesyndrom vor mit den dafür bekannten typischen Merkmalen (Grinker et al. 1968; Rohde-Dachser 1979; Rudolf 1982): Fehlen eines stabilen Identitätsgefühls und stabiler Objektbeziehung, Störung aller zwischenmenschlichen Beziehungen mit der Tendenz, sich in Isolation zurückzuziehen, sowie hochaggressive Zustandsbilder als einziger erkennbarer Affekt, eine chronisch dysphorisch akzentuierte und nicht durch Schuldgefühle geprägte Depressivität (im Sinne einer atypischen Depression) und als typische Abwehrmechanismen die Projektion und projektive Identifikation.

Der Patient war bei mir 3 Jahre in einer intensiven Gruppentherapie und anschließend in einer sehr weitmaschigen, etwa 7 Jahre dauernden Einzelbehandlung.

Die Colitis ulcerosa entwickelte sich, nachdem das psychische Zustandsbild des Patienten sich insgesamt deutlich verbessert hatte, keine Suizidversuche mehr unternommen wurden und eine erste längerdauernde, wenn auch hochneurotische Partnerbeziehung zustande gekommen war: der Patient war in seiner altruistischen Helferhaltung an eine sehr gestörte Patientin geraten. Zunächst hatte sie den Eindruck vermittelt, ihr würde eine reiche Erbschaft winken; sie stellte sich dann aber als völlig mittellos heraus und hinterging den Patienten auch mehrfach finanziell. In dieser Situation entwickelten sich die psychosomatischen Beschwerden, ohne daß B., so wie bei früheren Belastungssituationen, grenzpsychotisch dekompensierte.

Die Neigung zu psychosenaher Desintegration in einer psychischen Belastungssituation hatte einer psychosomatischen Reaktion Platz gemacht, ein Phänomen, das bei der erfolgreichen Psychotherapie schwerer gestörter Patienten nach Rudolf (1977) häufiger passager zu beobachten ist und das nach Menninger (1967) Ausdruck einer (relativ!) verbesserten strukturellen Reife sein kann.

Unsere Patientin aus Beispiel 1 war in zunehmend starken Belastungssituationen – starke familiäre Konflikte und mehrfache Trennungs- und Verlustsituationen waren unglücklicherweise zusammengefallen – nicht mehr nur psychosomatisch, sondern auch psychotisch dekompensiert. Der Patient aus Beispiel 2 zeigte nach einer längeren psychotherapeutischen Behandlung eine psychosomatische Form der psychischen Dekompensation in einer Belastungssituation, die er früher in aller Regel mit einer grenzpsychotischen Reaktion beantwortet hätte. Nach inzwischen 5jähriger Nachbeobachtungszeit hat der Patient keine Symptome einer Colitis ulcerosa mehr gezeigt.

Diskussion

In einer Reihe wesentlicher Befunde stimmen beide Patienten – der 2. insbesondere zum Zeitpunkt seiner floriden Colitis ulcerosa – sehr gut mit den empirischen Ergebnissen der oben erwähnten Autoren überein.

Biographisch findet sich jeweils ein patriarchalisch dominierender Vater und eine schwache Mutter, die in beiden Fällen ihrerseits in einer sehr ambivalenten, frühsymbiotischen Beziehung zu beiden Patienten gestanden hat.

Im *charakterologischen Bereich* finden sich überwiegend Zwangsanteile mit einer deutlichen anal-retentiven Gehemmtheit (Schellack 1954, 1958/59; Schwidder 1954, 1965); damit korrespondiert eine altruistische Grundhaltung, wie sie auch Rudolf u. Porsch (1986) an einer größeren Reihenstichprobe als Charakteristikum für Kolitiskranke gefunden haben.

Auslösender Konflikt sind befürchtete oder reale Verlusterlebnisse (in der Regel nicht vollbewußt wahrgenommen), die die symbiotische Beziehung zur Mutter oder zu einer Mutterersatzfigur („Schlüsselfigur" nach Engel 1955) gefährden.

Es finden sich aber Besonderheiten bei unseren Patienten, die sowohl bei Kolitikern als auch bei Patienten mit psychotischen oder grenzpsychotischen Syndromen bekannt sind. Diese Befunde beziehen sich auf die *Ich-Struktur* und werden am ehesten mit einer (Ich-)strukturellen Betrachtung erfaßt: Schon Alexander (1951), später Bräutigam u. Christian (1973) und Engel (1981) betonen die relative Ich-Schwäche der Kolitispatienten mit sehr unreifen Abwehrstrukturen, in denen Projektion und projektive Indentifizierung überwiegen. Engel betont insbesondere, daß die Patienten oft nicht imstande sind, die eigenen Gefühle von denjenigen der Mutter bzw. der Mutterersatzfiguren zu unterscheiden, und weist damit auf die unscharfen Selbst-Objekt-Grenzen dieser Patienten hin. Damit zeigen sich strukturelle Merkmale, die auch bei Patienten mit Psychosen oder Borderlinesyndromen anzutreffen sind: sehr unreife Abwehrmechanismen und instabile Selbst- und Objektrepräsentanzen.

Wahrscheinlich finden sich diese Besonderheiten verstärkt in der Gruppe der potentiell psychotischen Patienten unter den Kolitikern, wobei es wohl vom Verhältnis zwischen vorhandener struktureller Störung und dem Ausmaß an aktueller Belastung abhängt, ob der betreffende Patient psychotisch dekompensiert oder „nur" psychosomatisch erkrankt.

Man muß nicht so weit gehen wie Redlich u. Freedman (1974, S. 603), die den Sinn der Frage bezweifeln, „ob es sich bei der Colitis ulcerosa um ein anales oder orales Zustandsbild handelt, ja ob überhaupt mit einer solchen Betrachtungsweise [Anmerkung des Verfassers: Gemeint sind triebpsychologische bzw. antriebspsychologische Konzepte] irgend etwas erklärt ist". Auf jeden Fall scheint ohne Berücksichtigung von Ich-Struktur und Ich-Stärke der Patienten eine Einschätzung ihrer Psychosegefährdung und damit auch eine richtige Behandlungsindikation schwer möglich zu sein.

Schließlich könnten die von vielen Autoren ganz im Vordergrund gesehenen zwangsneurotischen Elemente bei einem Teil der Kolitispatienten überwiegend Ich-stabilisierenden Charakter haben. Ähnliches hat Quint (1982) für eine Gruppe von Patienten unter den Zwangsneurotikern gefunden. Diese gleichen tiefere strukturelle Störungen mit Zwangsmechanismen aus; sie geraten aber aus dem seelischen Gleichgewicht und dekompensieren eher psychotisch als gesünder zu werden, wenn ihre anankastische Abwehr in einer aufdeckenden Psychotherapie erschüttert wird.

Literatur

Alexander F (1951) Psychosomatische Medizin. de Gruyter, Berlin
Bräutigam W, Christian P (1973) Psychosomatische Medizin. Thieme, Stuttgart
Curtius F (1962) Die Colitis ulcerosa in ihrer konservativen Behandlung. Springer, Berlin Göttingen Heidelberg
Daniels GE, O'Connor JF, Karush A, Moses L, Flood CA, Lepore M (1962) Three decades in the observation and treatment of ulcerative colitis. Psychosom Med 24:85–93
Engel GL (1955) Studies of ulcerative colitis III. The nature of the psychologic process. Am J Med 19:231–256
Engel GL (1981) Colitis ulcerosa. In: Uexküll T von (Hrsg) Lehrbuch der Psychosomatischen Medizin. Urban & Schwarzenberg, München Wien Baltimore, S 649–657
Feiereis H (1970) Klinik und Therapie der Colitis ulcerosa. Marseille, München
Griesinger W (1867) Die Pathologie und Therapie der psychischen Krankheiten. Stuttgart (Reprint: Bonset, Amsterdam, 1964)
Grinker RR, Verble B, Drye RC (1968) The borderline-syndrome. Basic Books, New York
Karush A, Daniels GE, O'Connor JF, Stern LO (1968) The response to psychotherapy in chronic ulcerative colitis. Psychosom Med 30:255–276
Menninger K (1967) The vital balance. Viking, New York
Murray CD (1930) Psychogenic factors in the etiology of ulcerative colitis and bloody diarrhoea. Am J Med Sci 180:239
Quint H (1982) Psychotherapie bei Zwangskranken. In: Helmchen H, Linden M, Rüger U (Hrsg) Psychotherapie in der Psychiatrie. Springer, Berlin Heidelberg New York, S 225–230
Redlich CF, Freedman DX (1974) Theorie und Praxis der Psychiatrie. Suhrkamp, Frankfurt/M
Rohde-Dachser C (1979) Das Borderline-Syndrom. Huber, Bern Stuttgart Wien
Rudolf G (1977) Krankheiten im Grenzbereich von Neurose und Psychose. Vandenhoeck & Ruprecht, Göttingen
Rudolf G (1982) Psychotherapie der Borderline-Persönlichkeit. In: Helmchen H, Linden M, Rüger U (Hrsg) Psychotherapie in der Psychiatrie. Springer, Berlin Heidelberg New York, S 250–255
Rudolf G, Porsch U (1986) Neurotische Interaktionsmuster. Die Bildung von Befundskalen aus dem PSKB. Z Psychosom Med Psychoanal 32:117–139
Schellack D (1954) Neurosenpsychologische Faktoren in der Ätiologie und Pathogenese der afebrilen Colitis ulcerosa chronica. Z Psychosom Med 1:28–38
Schellack D (1958/59) Grundsätzliches zur Psychosomatik von Darmkrankheiten, insbesondere des spastischen Colon. Z Psychosom Med 5:28–36, 102–110, 6:100–109
Schwidder W (1954) Psychische Faktoren bei Magen-Darmerkrankungen. Z Psychosom Med 1:4–10
Schwidder W (1965) Psychosomatik und Psychotherapie bei Störungen und Erkrankungen des Verdauungstraktes. Documenta Geigy, Basel (Acta Psychosomatica, Nr. 7, S 9–87)
Sperling M (1958) Psychiatrische Aspekte der ulcerativen Colitis. Z Psychosom Med 5:171–178
Spiegelberg U (1965) Colitis ulcerosa in psychiatrisch-neurologischer Sicht. Enke, Stuttgart
Süllwold L (1977) Symptome schizophrener Erkrankungen. Springer, Berlin Heidelberg New York

Harntrakt

Psychosomatische Nephrologie

W. Pommer

Einleitung

Zwischen dem 1. deutschsprachigen Beitrag zu psychologisch-psychiatrischen Aspekten bei chronischen Dialysepatienten (Kessel u. Kuchenbuch 1967) und dem Erscheinen des 1. deutschen Übersichtswerks zur *Psychonephrologie* in diesem Jahr (Balck et al. 1985) liegt eine zunehmend lebhaftere Publikationstätigkeit über psychosomatische Aspekte der Nephrologie. Nachdem eine Nierenersatztherapie heute in der BRD für alle Patienten mit terminalen Nierenversagen gewährleistet ist, besteht bei weitgehend ausgereifter Technik des Funktionsersatzes, die in Abhängigkeit von Alter, Therapieverfahren und Grundleiden des Patienten eine jahrzehntelange Lebensverlängerung gewährleisten kann, die Frage, wie die Subjektivität des Kranken im Verhältnis zur Perfektionierung der Medizintechnik steht. Der tägliche Umgang mit Dialyse- und Transplantationspatienten belegt, daß der Kranke als Subjekt, seine individuelle Wirklichkeit von Krankheit und Therapie, zu einem Hindernis für die weitere Perfektionierung des technischen Fortschritts der Medizin wird. Aus diesem Widerspruch speist sich die Auseinandersetzung um die Integration der „Psychosomatik" in die Nephrologie: „Nicht die objektive Realität, sondern die subjektive Wirklichkeit entscheidet über das Vertrauen oder das Mißtrauen des Kranken gegenüber den Ärzten und ihren Maßnahmen, über seinen Lebenswillen und seine Resignation und damit über sein Verhalten" (v. Uexküll 1985, S. VI) – und über seine Lebenserwartung und -qualität.

Zur psychosomatischen Genese von Nierenkrankheiten

Ausgehend davon, daß die Niere ein nerval, humoral und immunologisch beeinflußtes Organ ist, könnten über alle 3 Mechanismen psychosomatische Krankheiten entstehen. Weder die Einzelaspekte noch die Interaktionsmöglichkeiten dieser Mechanismen wurden bisher systematisch unter dem Gesichtspunkt einer psychosomatischen Krankheitsentstehung an der Niere untersucht. Dabei gibt es bereits in der älteren Literatur diesbezüglich aufschlußreiche Beobachtungen. Die folgende Tabelle berücksichtigt Funktionsstörungen, Symptome, Krankheiten und Therapiekomplikationen.

Tabelle 1. Psychosomatische Aspekte der Erkrankungen und Therapie in der Nephrologie

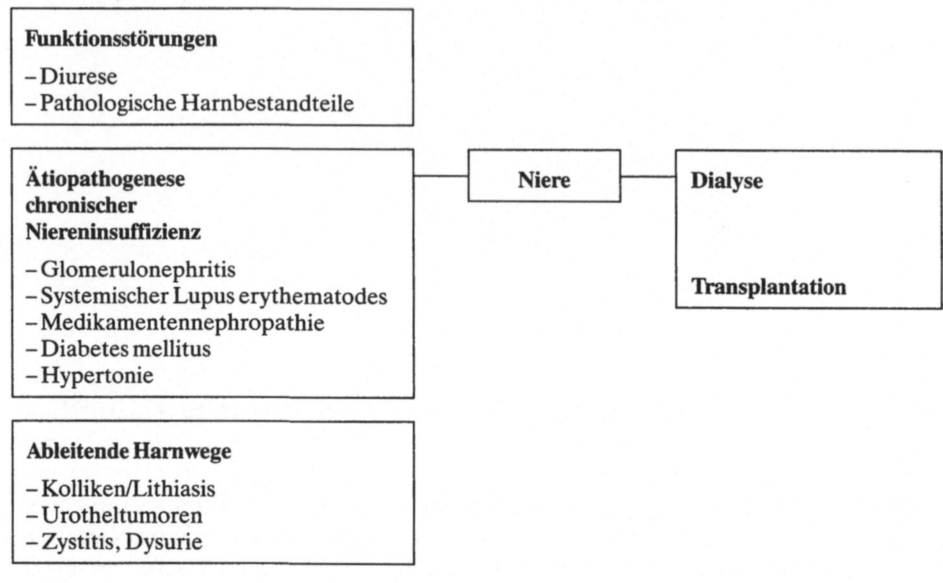

Zentralnervöse Regulation

Zur zentralnervösen Beeinflussung der Nierenfunktion liegen seit Beginn des 20. Jarhunderts Kasuistiken und experimentelle Befunde vor (Übersicht bei Adam 1955/1956; Schunk 1955/1956). Im Tierexperiment ließ sich bei Hunden und Kaninchen nach Auslösung distinkter Schmerz- und Schreckreize eine Oligo- bzw. Anurie beobachten und reproduzieren. Am eindruckvollsten sind die experimentellen Arbeiten der Jenaer Schule Anfang der 50er Jahre (Bolland 1957), die über Hypnose- und Suggestionsversuche die Einflüsse der zentralnervösen Regulation der Niere untersuchte. In Hypnose wurden Trinken, Durstgefühl und Arbeitsleistung suggeriert. Die dabei gemessenen Parameter wie Nierendurchblutung, Glomerulusfiltrat, Natrium- und Urinausscheidung entsprachen den Werten unter realen Bedingungen. Zentralnervöse Regulationen über bedingte oder nichtbedingte Reflexmuster sind damit für die Niere bewiesen.

Humorale Mechanismen

Die Bedeutung humoraler Mechanismen in der Pathogenese verschiedener arterieller Hypertonieformen wird in der letzten Zeit zunehmend diskutiert. Zentral gebildete Peptide können entweder direkt in der Peripherie oder über renale und neurogene Mechanismen die Blutdruckregulation beeinflussen (Ganten et al. 1980; Rettig et al. 1982). Neuropeptide dürften auch den Salz- und Wasserhaushalt über renale Mechanismen kontrollieren.

Immunologische Mechanismen

Diese spielen in der Pathogenese glomerulärer Nierenkrankheiten die größte Rolle. Um so unverständlicher bleibt es, daß der Einfluß psychischer Faktoren in der Entwicklung immunologisch bedingter Nierenkrankheiten – anders als in der Kanzerogenese – nicht untersucht wurde. Allein zur Psychopathologie des Lupus erythematodes liegen aus der Life-event-Forschung Beobachtungen vor; so soll die Exazerbation dieser Erkrankung bei einem Großteil der Patienten durch nicht beherrschbare Streßzustände und Phasen von emotionaler Hilflosigkeit mit dem Gefühl des Aufgegebenseins bedingt sein (Übersicht bei Blumenfield 1978). Ältere Beobachtungen psychogen bedingter morphologischer Veränderungen am Nierengewebe wurden mit modernen Methoden tierexperimentell bestätigt (Bennett et al. 1983).

Die Niere als Somatisierungsorgan

Ein weiterer Zugang zur Psychogenese von Nierenkrankheiten besteht darin, die Niere als Somatisierungsäquivalent eines intrapsychischen Konflikts zu begreifen. Die Redewendung im deutschen Sprachgebrauch: „Mir geht das an die Nieren", legt diesen Ansatz nahe. Wir haben im Rahmen einer psychosomatischen Studie Nierenkranken diese Frage gestellt. Ein Teil der Antworten spiegelt die mit diesem Organ verbundenen Affekte wie Angst, Trauer, Ärger wider. Ein kleinerer Teil der Patienten kann die eigene Krankheitssituation damit verknüpfen, mehr als die Hälfte der Befragten kann jedoch dazu nicht assoziieren. Es scheint so, daß hier die Krankheitsverarbeitung eine direkte Konfrontation des emotionalen Inhalts dieser Redewendung mit dem eigenen, präsenten somatischen Defekt nicht zuläßt. Psychisches Trauma durch die Krankheit oder der zugrundeliegende intrapsychische Konflikt könnten zu stark sein, um in der Befragungssituation reaktiviert zu werden. Anders als bei der Typologie des Koronarkranken gibt es für nephrologische Krankheiten keine definierte Konfliktpersönlichkeit. Das Ergebnis dieser Befragung ist in Tabelle 2 dargestellt.

Tabelle 2. Antworten im Rahmen einer psychologischen Befragung

Frage an Dialysepatienten (n = 105): „Es gibt in der deutschen Sprache die Redewendung: ‚Mir geht etwas an die Nieren'. – Was verbinden Sie aus Ihrer eigenen Erfahrung damit?"	
Ärger, Schreck, Schock:	25%
Betroffenheit, Mitleid, Trauer, Hilflosigkeit:	18%
Eigenes Schicksal:	3%
„Mir geht nichts mehr an die Nieren":	2%
Keine Assoziation:	52%

Das Analgetikasyndrom

Medikamentensucht, insbesondere der Mißbrauch von Diuretika, Laxanzien und Schmerzmitteln sowie die daraus resultierenden Organschäden spielen in der Nephrologie eine immer größere Rolle. Die klassische Analgetikanephropathie ist insbesondere bei älteren Patienten die häufigste Ursache einer terminalen Niereninsuffizienz. Das „Analgetikasyndrom" hat einen spezifischen Zeitgang, an dessen Beginn die psychische Erkrankung und an dessen Ende die terminale Niereninsuffizienz und möglicherweise das Urothelkarzinom stehen. Frauen sind in dieser Gruppe im Verhältnis zu Männern doppelt so häufig betroffen. Analgetikaabuser haben häufig eine diesbezügliche familiäre Belastung. Psychometrische Untersuchungen charakterisieren diese Nierenkranken als signifikant introvertierter und neurotischer (Murray 1974). Weibliche Analgetikaabuser scheinen im Vergleich zu Kontrollpersonen stärker reizempfindlich und erschöpfbar, stärker depressiv und emotional labiler zu sein (Ladewig et al. 1979). Die Charakterisierung der Analgetikanephropathie als Suchtkrankheit beinhaltet wegen der fatalen körperlichen Folgen eine adäquate therapeutische Strategie, die die Verhinderung des weiteren Abusus zum Inhalt hat. Die oft fehlende Einsicht der Patienten, die Notwendigkeit einer Entwöhnung und die Fortsetzung des Abusus in der Dialysephase (Keller u. Schwarz 1983) ist eines der Dilemmata in der Nephrologie.

Verlust und Ersatz der Nierenfunktion

Je nach Krankheitsverlauf wird der Nierenkranke entweder plötzlich, wie bei einer Katastrophe, oder über eine längere Zeitspanne der kompensierten Retention mit der Notwendigkeit des Nierenersatzes konfrontiert. In dieser Phase erfährt er den Verlust der Hoffnung auf körperliche Gesundung. Dieser Verlust kann durch die Möglichkeit des verfügbaren Nierenersatzes zunächst nicht ausgeglichen werden. In dieser prädialytischen Phase gewinnen gute soziale Beziehungen des Patienten zur Stabilisierung seines beeinträchtigten Selbstwertgefühls eine hohe Bedeutung. So sollte es in diesem Zeitraum zusammen mit den Familienangehörigen, den Ärzten und Sozialarbeitern gelingen, ein seelisches, berufliches und soziales Terrain zu schaffen, das für eine gute Rehabilitation in der Dialysephase notwendig ist (Übersicht bei Speidel 1985).

Chronische Hämodialyse

Die Hämodialyse ist für ca. 75 % der chronisch nierenkranken Patienten das erste Verfahren der Behandlung einer terminalen Niereninsuffizienz. Obgleich die kumulative Überlebensrate der chronisch Nierenkranken bei allen Nierenersatzverfahren steigt, wird für die mittleren Altersstufen (47–54 Jahre) in etwa die gleiche Überlebensrate wie bei Patienten mit Mamma- oder Kolonmalignomen erreicht (Knapp 1982). Die verminderte Lebenserwartung terminal Nierenkranker hat ihre Ursache in einem Fortschreiten körperlich-geistigen Abbaus sowie

in den spezifischen Krankheits- und Therapiekomplikationen. Die Lebensqualität unter der Dialyse ist oft durch Schmerzzustände eingeschränkt, bei mehr als
80 % der dialysierten Patienten bestehen Krämpfe, mehr als 60 % leiden an
Kopfschmerzen, diese Beschwerden halten auch nach der Dialysetherapie an
und nehmen insgesamt an Intensität und Häufigkeit mit zunehmenden Dialyse-
jahren zu (Binik et al. 1982).

Einschränkung der Ich-Autonomie

Im Vordergrund des intrapsychischen Konflikts des Dialysepatienten stehen im
wesentlichen die Beeinträchtigungen der Ich-Autonomie (Gaus u. Köhle 1981;
Freyberger 1973, 1981). Dies sind:

1) Verlust eines lebenswichtigen Körperorgans, die Abhängigkeit von einer als
   störanfällig erlebten Maschine und Menschen;
2) der Verlust der Hoffnung auf volle Gesundheit, Akzeptieren des chronischen
   Krankseins;
3) Verlust des basalen Lebensvertrauens durch abgewehrte oder reaktualisierte
   Todes- oder Vernichtungsängste;
4) Verlust sozialer Rollen durch Beeinträchtigung und Verlust von Arbeits- und
   Freizeitgestaltung, Beeinträchtigung emotionaler, sexueller und familiärer
   Funktionen.

   Viele Patienten passen sich diesen Konflikten durch psychische Abwehr an
(Übersicht bei Maher et al. 1983). Art und Umfang der (notwendigen) Abwehrmechanismen kennzeichnen den Grad der Adaptation an die Nierenersatztherapie. Heimdialyse- und Limited-care-Patienten gelingt offenbar eine bessere
Anpassung an das Leben „mit der Maschine" (Roberts 1976; Wai et al. 1981).
Die Integrierbarkeit der Dialyse in das Alltagsleben, die relative Eigenständigkeit und Eigenverantwortlichkeit im Umgang mit dem Dialyseapparat und seiner Überwachung, die Möglichkeit zur Aufnahme einer „persönlichen Beziehung" zu „seiner Maschine" mögen Faktoren sein, die den Grad der erlebten Beeinträchtigung der Ich-Autonomie mindern helfen.

Non-Compliance und Suizidtendenzen

Bei der mangelhaften Anpassung an die Dialysetherapie treten 2 Verhaltensweisen besonders hervor:

1) der Mangel an Kooperation (Non-Compliance), der sich am auffälligsten im
   Trinkverhalten äußert;
2) das Suizidverhalten.

   Das Resultat eines unkontrollierten Trinkverhaltens drückt sich in der durch-
schnittlichen Gewichtszunahme im Dialyseintervall aus. Bei 12,7 % der Hämodialysepatienten findet sich eine Gewichtszunahme von mehr als 4 kg wenigstens
1mal pro Woche (Kramer et al. 1982). Dies ist insbesondere bei Männern mit An-

algetikanephropathie stark ausgeprägt. Die Haupttodesursachen dieser Patientengruppe sind, verglichen mit einer Kontrollgruppe, erwartungsgemäß die Überwässerung selbst und der „ungeklärte Herzstillstand" (Kramer et al. 1982). Zur Persönlichkeitsstruktur schlecht adaptierter Dialysepatienten liegen zahlreiche testpsychologische Untersuchungen vor, die jedoch kein konklusives Risikoprofil dieser Gruppe formulieren konnten (Übersicht bei Kaplan De-Nour 1985). So korrelierten in den verschiedenen Untersuchungen niedrige Frustrationstoleranz, hoher sekundärer Krankheitsgewinn, Depression und Hypochondrie mit dem Ausmaß der Non-Compliance.

Über die Suizidalität von Dialysepatienten und die auslösenden Momente liegen nur wenige Erhebungen vor. Teilweise wurden unbewußt motivierte Nahrungs- und Flüssigkeitsexzesse als indirekte suizidale Handlungen interpretiert (Freyberger 1973). Die höhere Suizidbereitschaft und Suizidalität von Dialysepatienten gegenüber der Normalpopulation ist belegt (Tabelle 3).

Tabelle 3. Angaben zur Suizidalität terminal Nierenkranker

Abram et al. 1971 (USA)	
Suizide und Suizidversuche	1%
Suizidales Verhalten	8%
Kaplan De-Nour u. Czaczkes 1976 (Israel)	
Suizidale Impulse	27%
Haenel et al. 1980 (Schweiz)	
Suizide	1,74%
Suizide und Therapieverweigerer	4,52%
Haenel et al. 1980 (Europa)	
Suizide	1,04%
Suizide und Therapieverweigerer	1,82%
Suizide bei Nierentransplantierten	0,97%
Jacobs et. al. 1981 (Europa)	
Suizide bei Analgetikaabusern	3,2%
Pommer u. Broda, im Druck (BRD)	
Suizide	0,3%
Suizidversuche	1,29%

Nierentransplantation

Etwa 10% der terminal Niereninsuffizienten in der BRD leben mit einem Nierentransplantat. In den frühen Jahren der Nierentransplantation entstanden zahlreiche kasuistische, zu oft spekulativen Schlüssen neigende Untersuchungen über den Einfluß psychischer Faktoren auf die Organeinheilung und den Transplantationsverlauf (Übersicht bei Frank 1974; Broda et al. 1981; Pommer u. Diederichs 1983). So ließ sich bisher die interessante Hypothese einer psychogenen Rejektion (Viederman 1975) nicht untermauern. Die Diskussion zur Lebensqualität terminal Nierenkranker unter Dialyse und nach Nierentransplantation scheint mit einer großen, kürzlich publizierten Studie zunächst ihren Abschluß gefunden zu haben: Unter Berücksichtigung objektiver und subjektiver Faktoren – wie soziodemographsiche Daten, Komorbidität, Arbeitsfähigkeit und subjektive Aussagen zur Lebensqualität – konnte gezeigt werden, daß knapp 80 % der Transplantierten im Vergleich zu 47,5 und 59 % der Dialysepatienten (in Abhängigkeit vom Dialysetyp) im Vergleich zur Allgemeinbevölkerung ein fast normales Leben führen (Evans et al. 1985). Es sollte betont werden, daß Transplantierte eine selektierte Patientengruppe mit geringerem Lebensalter, geringerer Komorbidität und evtl. höherem sozioökonomischen Status sind. Weiterhin ist zu berücksichtigen, daß nicht erfolgreich transplantierte Patienten im Vergleich zu Hämodialysepatienten eine deutlich geminderte Lebensqualität haben (Johnson et al. 1982).

Im subjektiven Erleben des erfolgreich Transplantierten stehen die Gefühle der „Wiedergeburt" und eines „neuen Lebens" im Vordergrund. In der Frühphase tritt eine signifikante Besserung aller Beschwerden auf. Bei tatsächlicher oder vermeintlicher Gefährdung der Transplantatfunktion kommt es oft zu einer diametralen Umkehr im Gefühlsleben: der Patient fühlt sich auf einem „Pulverfaß" lebend, das gesamte Denken und Fühlen konzentriert sich auf eine mögliche Transplantatentfernung; gleichzeitig bestehen depressive Gefühle und Ängste sowie ein labilisiertes Selbstwertgefühl und schließlich ein starker innerer Widerstand gegen die potentiell anstehende Wiederaufnahme der Dialysetherapie (Freyberger 1981).

Zur Compliance des Transplantationspatienten liegen nur wenige Beobachtungen in der Literatur vor, obgleich in der klinischen Erfahrung Rejektionskrisen durch Nichteinnahme notwendiger Medikamente vorkommen. Berichte aus der pädiatrischen Nephrologie weisen auf einen spezifischen familiären oder kulturellen Hintergrund dieser Kinder hin (Korsch et al. 1978; Dittmann 1982).

Hilfen und Psychotherapie

Fast jeder chronisch Nierenkranke benötigt situativ psychische Unterstützung und Hilfestellung, womit zunächst der betreuende Dialyse- und Transplantationsarzt konfrontiert ist. Nach einer Umfrage betrachten sich etwa 75 % der nephrologisch tätigen Ärzte als primäre Therapeuten, aus der Sicht des Pflegepersonals sind sie es jedoch nur in knapp 40 % (Pommer u. Broda 1985). Für das therapeutische Milieu in einer Dialyse- oder Transplantationseinheit ist die Interaktion von Ärzten, Pflegekräften und Patienten von besonderer Bedeutung. Zum Behandlungssetting liegen aufschlußreiche Untersuchungen vor, die einerseits die Streßmomente des Behandlungspersonals, andererseits die psychologischen Reaktionen von Dialyseschwestern, die depressiver als die Normalpopulation erscheinen, beleuchten (Vollrath et al. 1977). In der Bewältigung dieser Interaktionskonflikte nehmen die Balint-Gruppenarbeit und supervidierte Fallgruppenarbeit eine hervorragende Stellung ein (Übersicht bei Strauch-Rahäuser 1985).

Im Verlauf der chronischen Dialyse oder nach Transplantation können jedoch psychosomatische Reaktionen oder psychosoziale Konflikte auftreten, die einer

Tabelle 4. Relative Indikationen für eine psychotherapeutische Intervention bei chronisch Nierenkranken

---

1) Dialyse

- persistierende Suchtproblematik (Alkohol, Medikamente etc.)
- somatische Probleme (Hypertonie, Hypotonie, Schwindel, Juckreiz etc.),
- Non-compliance (Medikamente, Trinkmenge)
- Rollenkonflikte (Beruf, Partner, Familie, Körperschema),
- Sexualstörungen
- Depression, Autoaggression, Suizidverhalten

2) Transplantation

- Risikopatienten (somatisch, psychisch, z. B. Analgetikaabuser),
- Komplikationen (lange Anurie, Rejektion, Explantation)
- unbefriedigende psychosoziale Rehabilitation
- Sexualstörungen,
- Habitusveränderungen

---

gezielten psychotherapeutischen Intervention bedürfen und nur in Zusammenarbeit mit einem Psychosomatiker oder Psychotherapeuten gelöst werden können. Relative Therapieindikationen ergeben sich aus Therapiekomplikationen oder Fehlhaltungen (Tabelle 4). Ein besonderes Problem stellt die persistierende Sucht von Alkoholkranken und Analgetikaabusern dar. Insgesamt wird eine Therapie nur bei subjektivem Leidensdruck indiziert sein. Ein wesentliches Therapieziel besteht darin, die Eigenverantwortung und Selbständigkeit des Patienten zu fördern und die Möglichkeit zur emotionalen Abreaktion zu geben. Die 1. Stufe der psychotherapeutischen Hilfe wird in der supportiven Einzel- oder Gruppentherapie liegen, die sowohl stationär wie auch ambulant in offener oder geschlossener Gruppe möglich ist (Freyberger 1981). Die Einbeziehung von Partner oder Angehörigen chronisch Nierenkranker hat sich sowohl bei Transplantierten als auch bei Dialysepatienten als günstig erwiesen (D'Afflitti u. Swanson 1975; Buchmann 1976). Entspannungstraining, z. B. in Form des autogenen Trainings, erweist sich für zahlreiche funktionelle Beschwerden und als Mittel zur allgemeinen körperlich-seelischen Entspannung hilfreich (Lohmann 1974). Die Indikation für eine analytische Psychotherapie wird sich bei chronisch Nierenkranken in den allerseltensten Fällen stellen.

Literatur

Abram HS, Moore GL, Wesservelt FB (1971) Suicidal behaviour in chronic dialysis patients. Am J Psychiatry 127:1199–1204
Adam R (1955/56) Psychische Faktoren bei Blasen- und Nierenerkrankungen. Z Psychosom Med 2:261–272
D'Afflitti JG, Swanson D (1975) Group sessions for the wives of homehemodialysis patients. Am J Nurs 75:633–635
Balck F, Koch U, Speidel H (1985) Psychonephrologie. Springer, Berlin Heidelberg New York Tokyo

Bennett WM, Walker RG, Henry JP, Kincaid-Smith P (1983) Chronic interstitial nephropathy in mice induced by psychosocial stress: Potentiation by caffeine. Nephron 34:110–113

Binik YM, Baker AG, Kalogeropoulos D et al. (1982) Pain, control over treatment, and compliance in dialysis and transplant patients. Kidney Int 21:840–848

Blumenfield M (1978) Psychological aspects of systemic lupus erythematosus. Primary Care 5:159–171

Bolland G (1957) Experimentelle Untersuchung über die psychische Beeinflußbarkeit der Nierenfunktion in Hypnose. Z Psychother Med Psychol 8:109–116

Broda M, Muthny FA, Koch U (1981) Psychische Probleme bei Nierentransplantierten. MMW 123:384–386

Buchanan DC (1975) Group therapy for kidney transplant patients. Int J Psychiatry Med 6:523–531

Dittmann RW (1982) Noncompliance following renal transplantation with a background of intercultural conflicts. Acta Paedopsychiatr (Basel) 48:249–252

Evans RW, Manninen DL, Garrison LP et al. (1985) The quality of life of patients with endstage renal disease. N Engl J Med 312:553–558

Frank G (1974) Psychopathologische Befunde vor und nach Nierentransplantation. Fortschr Neurol Psychiatr 42:156–162

Freyberger H (1973) Six years' experience as a psychosomaticist in a haemodialysis unit. Psychother Psychosom 22:226–232

Freyberger H (1981) Psychosomatische Aspekte bei der Behandlung durch Nierentransplantation. In: Pichlmayr R (Hrsg) Transplantationschirurgie. Springer, Berlin Heidelberg New York (Allgemeine und spezielle Operationslehre, Bd 3, S 709–724)

Ganten D, Unger T, Rascher W, Fuxe K, Hokfelt T, Agnati L (1980) Peptidergic and catecholaminergic mechanisms in central blood pressure control. Contrib Nephrol 23:93–104

Gaus E, Köhle K (1981) Die Therapie der chronischen Niereninsuffizienz aus psychosomatischer Sicht: Hämodialyse und Transplantation. In: Uexküll T von (Hrsg) Lehrbuch der Psychosomatischen Medizin. Urban & Schwarzenberg, München Wien Baltimore, S 792–813

Haenel T, Brunner F, Battegay (1980) Renal dialysis and suicide: Occurance in Switzerland and in Europe. Compr Psychiatry 21:140–145

Jacobs C, Broyer M, Brunner FP et al. (1981) Combined report on regular dialysis and transplantation in Europe. In: Robinson BHB, Hawkins JB, Davison AM (eds) Proceedings of the European Dialysis and Transplant Association, vol 18, Pitman, Bath, pp 2–58

Johnson JP, McCauley CR, Copley JB (1982) The quality of life of hemodialysis and transplant patients. Kidney Int 22:286–291

Kaplan De-Nour A (1985) Persönlichkeitsfaktoren und Adaptation. In: Balck F, Koch U, Speidel H (Hrsg) Psychonephrologie. Springer, Berlin Heidelberg New York Tokyo, S 303–317

Kaplan De-Nour A, Czaczkes J (1976) The influence of patients's personality on adjustment to chronic dialysis. J Nerv Ment Dis 162:323–333

Keller F, Schwarz A (1983) Analgesic dilemma in chronic hemodialysis patients. Pain 17:99–101

Kessel M, Kuchenbuch A (1967) Psychologisch-psychiatrische Aspekte bei chronisch intermittierenden Dauerdialysen. Verh Dtsch Ges Inn Med 73:995–997

Korsch BM, Fine RN, Negrete VF (1978) Noncompliance in children with renal transplants. Pediatrics 61:872–876

Knapp MS (1982) Renal failure – dilemmas and developments. Br Med J 284:847–850

Kramer P, Broyer M, Brunner FP et al. (1982) Combined report on regular dialysis and transplantation in Europe. In: Davison AM, Guillou PJ (eds) Proceedings of the European Dialysis and Transplant Association, vol 19. Pitman, Bath, pp 2–59

Ladewig D, Dubach UC, Ettlin C, Hobi V (1979) Zur Psychologie des Analgetikakonsums bei berufstätigen Frauen. Nervenarzt 50:219–224

Lohmann R (1974) Moderne Hypnotherapie zur Unterstützung chronisch Nierenkranker bei Behandlung mit Dauerdialyse und Nierentransplantation. Therapiewoche 42:4783–4790

Maher BA, Lamping DL, Dickinson CA, Murawski BJ, Olivier DC, Santiago GC (1983) Psychosocial aspects of chronic hemodialysis: The National Cooperative Dialysis Study. Kidney Int Suppl 13, 23:50–57

Murray RM (1974) Personality factors in analgesic nephropathy. Psychol Med 4:69–73

Pommer W, Broda M (im Druck) Der Stand der psychosozialen Betreuung chronisch Nieren-kranker in der Bundesrepublik Deutschland und West-Verlin. Nieren Hochdruckkrankh

Pommer W, Diederichs P (1983) Psychosomatische Aspekte bei nierentransplantierten Patien-ten. In: Studt HH (Hrsg) Psychosomatik in Forschung und Praxis. Urban & Schwarzenberg, München Wien Baltimore, S 388–399

Rettig R, Lang RE, Rascher W, Unger T, Ganten D (1982) Brain peptides and blood pressure regulation. Clin Sci 63:269s–283s

Roberts JL (1976) Analysis and outcome of 1063 patients trained for home hemodialysis. Kidney Int 9:363–374

Schunk J (1955/1956) Psyche und Nierenfunktion. Z Psychosom Med 2:255–261

Speidel H (1985) Spezifische psychische Belastungsfaktoren in der Dialysesituation. In: Balck F, Koch U, Speidel H (Hrsg) Psychonephrologie. Springer, Berlin Heidelberg New York Tokyo, S 235–246

Strauch-Rahäuser G (1985) Interaktionelle und berufsspezifische Probleme bei Teamangehöri-gen in Dialyseeinrichtungen. In: Balck F, Koch U, Speidel H (Hrsg) Psychonephrologie. Springer, Berlin Heidelberg New York Tokyo, S 425–437

Uexküll T von (1985) Geleitwort. In: Balck F, Koch U, Speidel H (Hrsg) Psychonephrologie. Springer, Berlin Heidelberg New York Tokyo, S V

Viederman M (1975) Psychogenic factors in kidney transplant rejection: A case study. Am J Psychiatry 132/9:957–959

Vollrath P, Ferner H, Wertzel H, Ritz E (1977) Interaktionsverhalten zwischen Patienten und Schwestern auf einer Dialysestation. Eine testpsychologische Untersuchung. Inn Med 4:169–176

Wai L, Burton H, Richmond J, Lindsay RM (1981) Influence of psychosocial factors on survival of home-dialysis patients. Lancet II:1155–1156

Muskel-Gelenk-System

Muskel-Gelenk-Störungen

J.Pohlmann

Einleitung

Die ersten wissenschaftlichen Untersuchungen über psychosomatische Zusammenhänge bei rheumatischen Erkrankungen stammen aus den Jahren 1930-1940 von Booth (1937) und Halliday (1937) und beschäftigen sich fast ausschließlich mit der chronischen Polyarthritis.

Bezogen auf die Häufigkeit aller rheumatischen Erkrankungen hat die chronische Polyarthritis einen Anteil von 5 %, der Morbus Bechterew 1 %, ebenso das rheumatische Fieber. 38 % der rheumatischen Erkrankungen sind degenerativer Art, wie Arthrosen, Spondylosen, Spondylarthrosen. 55 % dieser Erkrankungen gehören in den Formenkreis des sog. Weichteilrheumatismus (Siegenthaler 1967, zit. nach Weintraub 1981). Die Gicht ist im weiteren Sinne ebenfalls den Muskel-Gelenk-Störungen zuzuordnen (Klußmann 1979).

Die muskulären Anteile des Bewegungsapparates

Unter „Weichteilrheumatismus" verstehen wir Schmerzsyndrome, bei denen *keine* entzündlichen oder degenerativen Veränderungen vorliegen. Oft besteht eine auffallende Diskrepanz zwischen Untersuchungsbefund und Beschwerdebild. Nach Weintraub (1975) haben 10-15 % der rheumatischen Patienten muskuläre Schmerzzustände, die 50 % betreffen eher den Anteil in der Allgemeinpraxis. Es gibt viele Gründe für diese unterschiedlichen Angaben, einer davon ist die Anzahl der Abklärungsstationen während einer rheumatischen Erkrankung, wobei die Anzahl der Diagnosen von Station zu Station zunimmt. Erst längere Verlaufsbeobachtungen zeigen, daß häufiger ein psychosomatisches Krankheitsgeschehen vorliegt.

Das führende Symptom der rheumatischen Erkrankungen an Muskel und Gelenken ist der Schmerz.

Der Schmerz im Bewegungsapparat

Der Schmerz am Bewegungsapparat kann sowohl an der Muskulatur als auch am festen Stützapparat (Knochen, Sehnen und Gelenke) empfunden werden. Der

Schmerz kann dort entstehen, er kann dorthin lokalisiert oder bei Erkrankungen innerer Organe z. B. auch in den Rücken projiziert werden. Wichtig ist der Hinweis von Struppler (1975, S. 16): „Schmerz ist keine spezifische Sinnesleitung wie Sehen oder Hören, sondern ein psychophysisches *Erlebnis*."

Der *Muskelschmerz*, das Myalgiesyndrom, ist bedingt durch eine Zunahme der tonischen Grundinnervation bei Fehlhaltung, Nervenwurzelreizung oder Zirkulationsstörung. Dieser Schmerz führt zu reflektorischem Hartspann, der seinerseits eine sekundäre Ischämie zur Folge hat und einen Circulus vitiosus entstehen läßt. Der Muskeltonus ist ebenso wie Atmung und Blutdruck stark vom psychischen Erleben beeinflußt.

Der *Gelenkschmerz* (Arthralgie) entsteht häufig bei muskulären Verspannungen, die auf die im Gelenkbereich besonders dicht liegenden Schmerzrezeptoren, u. a. *Druckrezeptoren*, wirken.

Der *Nervenschmerz* scheint überwiegend organischer Natur zu sein, wobei eine komplizierte Pathophysiologie eine Rolle spielt.

Zum Schmerzerleben

Die Intensität des Schmerzerlebens ist höchst individuell, wie sich u. a. bei einem physiologischen Schmerz wie dem Geburtsschmerz zeigt oder auch bei Schmerzlust, z. B. in sexuellem Bereich, womit eine andere Komponente des Schmerzerlebens angesprochen ist. Der Schmerz als Erleben wird auch zur Frage nach der Persönlichkeit.

Schmerzerfahrungen, die früher selbst gemacht wurden, und darauf erfolgende (elterliche) Reaktionen sind ebenso prägend für spätere Schmerzzustände wie die Schmerzerfahrungen von nahen frühen Bezugspersonen. Psychodynamisch gesehen sind muskuläre Schmerzsyndrome oft konversionsneurotischer Natur, d. h. am Entstehen sind spezifische Konfliktsituationen beteiligt.

Neben der Polyarthralgie oder der generalisierten Tendomyopathie, die größere Teile des Bewegungsapparates betreffen, gibt es beim Muskelrheumatismus regional begrenzte Schmerzzustände. Mit den Schmerzen in den speziellen Regionen werden unterschiedliche Gefühlsqualitäten verbunden, so z. B. bei der *Zervikalgie*, wo es um „Behauptung und hartnäckiges Gesichtwahren" geht, bei der *Dorsalgie*, die als Ausdruck von Trauer, Verzweiflung, Mutlosigkeit mit kompensatorisch zwanghaft aufrechter Haltung einhergeht, bei der *Lumbalgie*, die Ausdruck von psychischer Überlastung, Sprunghaftigkeit, Frustration, besonders bei gestörter Sexualität sein soll, sowie bei der *Brachialgie*, die Ausdruck von gehemmter Aggression, Wut und Zorn im Sinne der geballten Faust ist. Ähnlich ist auch die *Epikondylopathie*, der „Tennisarm", einzuordnen, der in der Praxis zu den gefürchteten rheumatischen Erkrankungen gehört (Weintraub 1983). Speziell hier gibt es hartnäckige Therapieverläufe, u. a. bei Männern zwischen 40 und 50 Jahren, in deren Lebensführung „etwas nicht stimmt". In einer Untersuchung von Perini et al. (1980) wurden bei 70 von 80 Patienten mit Muskelrheumatismus neurotische Störungen diagnostiziert. Bei diesem hohen Prozentsatz (86 %) von angenommenen psychischen Auffälligkeiten wollen wir uns nun diesen Zusammenhängen widmen.

Genese

Beck (1971, 1975) hat zur Genese des *Muskelrheumatismus* festgestellt: *Die Väter* sind stärkere Figuren, wenn auch negativ. Sie sind häufig willkürlich aggressiv, strenge Tyrannen, leistungsbetonte Egoisten, grobe, brutale Trinker.
Die Mütter zeichnen sich aus durch Opfersinn, Fürsorglichkeit, dies aber – und davon wird später noch die Rede sein – nicht so extrem wie bei den Müttern chronischer Polyarthritiskranker. Im Lauf der Entwicklung werden nach Beck frühkindliche Hingabe-, Abhängigkeits- und Versorgungswünsche frustriert sowie expansive aggressive Tendenzen mit Angst- und Schuldgefühlen gekoppelt. Diese gehemmten oralen und aggressiven Tendenzen werden beim Muskelrheumakranken weniger stark charakterologisch weiterverarbeitet in Richtung Opfereinstellung und Friedfertigkeit als etwa beim chronischen Polyarthritiker. Die *Ambivalenz* zwischen Standfestigkeit und Hingabe, Opfersinn und Egoismus, Sanftmut und Aggressivität ist deutlicher, quälender als beim chronisch Rheumakranken. Der Muskelrheumakranke ist nach Holmes u. Wolff (1962) „wie ein Boxer vor dem Gong" oder „wie ein Läufer vor dem Start", ohne daß es zur entspannenden Aktion käme. Der Muskelrheumakranke ist vermehrt den unverarbeiteten inneren Konflikten ausgesetzt und durch sie bedroht, was zu einer ständigen Abwehr und Kampfbereitschaft führt, die sich in erster Linie in der Muskelanspannung ausdrückt. Das Krankheitsbild bekommt gelegentlich ein exhibitionistisches Gepräge, wirkt unverblümter als beim chronisch Rheumakranken. Wegen der geringen charakterologischen Verarbeitung kommt es häufig auch zu manifester neurotischer Symptombildung: Angstzustände, depressive Verstimmungen und funktionelle Herzbeschwerden als Angstäquivalente.

Auslösende Situation

Diese ergibt sich beim Weichteilrheumatiker am ehesten, wenn Abhängigkeitstendenzen sowie Hingabetendenzen mobilisiert werden. Nach den Erfahrungen von Beck sind bei ⅔ der Muskelrheumakranken Ich- und Abwehrstruktur stabil, d. h. sie sind psychisch relativ gesund. Bei ⅓ bietet sich aber die Frage nach Psychotherapie an, auf die am Schluß noch eingegangen werden soll.

Die entzündlichen Gelenkerkrankungen

Nach den rheumatischen Weichteilerkrankungen (Muskelrheumatismus usw.) spielt von den entzündlichen Gelenkerkrankungen aus psychosomatischer Sicht das rheumatische Fieber eine weniger große Rolle als etwa der Bechterew und u. a. die chronische Polyarthritis.

Chronische Polyarthritis

Nach Plügge (1953) ist das Mesenchym das Gewebe, das die spezifisch menschliche Haltung beeinflußt, es ist Träger der Gesten und Ausdrucksbewegungen. Dies erkläre die nahezu unmögliche Imitation der chronischen Polyarthritis im

Tierversuch, d. h. diese Erkrankung wäre spezifisch für den Menschen. Das Krankheitsbild der chronischen Polyarthritis ist gekennzeichnet durch monate- oder jahrelange Vorzeichen mit leichtem Krankheitsgfühl und flüchtigen Gelenksymptomen, mit morgendlichen Gelenkbeschwerden, u. a. an Hand- und Fingergelenken. Daneben gibt es immunologische Phänomene, die neuerdings zur eindeutigen Einordnung auch seronegativer Erkrankungen eine wichtige Rolle einnehmen. Die Amerikanische Rheumagesellschaft (ARA) hat dazu eindeutige Kriterien formuliert. In letzter Zeit stellten sich insgesamt 4 mögliche Sichtweisen der Entstehung dieser Erkrankung heraus, wobei jeder Aspekt im Einzelfall eine Rolle spielen kann:

1) bindegewebig („Kollagenose"),
2) endokrinologisch-hormonal („Adaptationskrankheit"),
3) immunbiologisch („Autoimmunkrankheit"),
4) erbbiologisch-genetisch.

Da jedoch aus allen diesen Forschungsrichtungen keine endgültige Klärung erfolgte, ist es durchaus verständlich, daß auch der Persönlichkeit und psychischen Struktur des chronisch Rheumakranken großes Interesse entgegengebracht wurde. Zu den *psychosomatischen Erkrankungen im engeren Sinne*, zu denen z. B. Asthma bronchiale, Ulcus ventriculi, Anorexia nervosa gehören, zählt auch, und dies seit Alexander (1950), die *chronische Polyarthritis*. Diese Einordnung scheint bei den erstgenannten Erkrankungen viel selbstverständlicher als etwa beim Rheuma, das einer Psychotherapie weniger zugänglich scheint.

Nach vielen Darstellungen sind die *Persönlichkeitsmerkmale* des Patienten mit chronischer Polyarthritis etwa folgende: verschlossen, abgekapselt, ohne erkennbare seelische Regungen, scheinbar fast unzugänglich. Er zeigt große Duldsamkeit, Schicksalsergebenheit, scheint für andere zu leben, kaum eigene Bedürfnisse zu haben und erst recht keine zu verwirklichen. Der chronisch Polyarthritiskranke ist genügsam, tüchtig, zugreifend, altruistisch mit Energie und Tatkraft wie eine unübertreffliche Mutter, eine unermüdliche Pflegerin. Anspruchslosigkeit und Selbstlosigkeit werden fast ideologisch überhöht von diesen Kranken vertreten. Zu dem Mangel an gelebter Aggression nach außen kommt nach Beck eine weitgehende Genußunfähigkeit in bezug auf triebhafte Bedürfnisse hinzu, wie etwa die Angst vor Hingabe und ein gestörtes sexuelles Erleben. Die mangelnde Selbstverwirklichung mündet demnach in eine altruistische Grundhaltung, die phänomenologisch als Erstarrung in den eigenen Gelenken erscheint, als Verlust der „Artikulation" (im doppelten Sinne des Wortes) und der Gebärden, als Immobilisation, als Verkümmerung des Menschseins. Die äußere Verkrüppelung der Finger könnte Korrelat sein für das „Unbegreifbare", das „Unfaßbare" der Erkrankung. Beck beschreibt den Rheumatiker mit folgenden Charakterzügen:

1) Ein *zwanghafter Zug* mit Übergewissenhaftigkeit, Perfektionismus, scheinbarer Fügsamkeit, u. a. Abwehr gesunder Aggressivität. Enttäuschungen und Mißmut werden durch stramme innere Haltung aufgefangen und unterdrückt. Dies führt über mehrere Schritte zur chronischen Vorwurfshaltung und zur Abfuhr in Körperinnervationen.

2) Ein *masochistisch-depressiver* Zug mit dem Bedürfnis nach Selbstaufopferung und übertriebener eigensinniger Helferhaltung mit übermoralischem Verhalten und depressiven Verstimmungen. Hierhin gehören Begriffe wie „böse Demut" und „liebevolle Tyrannei".
3) Ein starkes Bedürfnis nach *körperlicher Aktivität* und überdurchschnittlichen sportlichen Leistungen vor Ausbruch der Erkrankung, das sich in Form von Sport oder Schwerarbeit in Garten und Haushalt zeigt. Diese körperliche Aktivität war u. a. bei Frauen auffallend und als „männlicher Protest" beschrieben.

Nach Alexander (1977) besteht der psychodynamische Hintergrund beim chronisch Polyarthritiskranken in einem chronisch gehemmten feindseligen, aggressiven Zustand, der eine Aufständigkeit gegen jede Form von äußerlichem oder innerlichem Druck, gegen das Beherrschtwerden von anderen Menschen oder gegen den hemmenden Einfluß des eigenen überempfindlichen Gewissens darstellen kann.

Genese

Auch nach Alexander spielen genetisch die Eltern mit ihren Eigenschaften eine erhebliche Rolle. Im Gegensatz zu den vorher beschriebenen Müttern und Vätern der Rheumatiker mit Weichteilrheumatismus ergaben sich hier folgende Eigenschaften:
Die Mütter der chronisch Polyarthritiskranken wurden häufig als stark, gefühlskalt, aggressiv, beherrschend und fordernd beschrieben, während *die Väter* eher anlehnungsbedürftig und nachgieber waren. Dabei fällt auf, daß die Väter dieser chronisch Arthritiskranken entweder außerordentlich positiv *oder* außerordentlich negativ beschrieben wurden.

Auslösende Situation

Zum Ausbruch der Erkrankung bzw. der Schmerzsymptomatik kommt es nach übereinstimmender Ansicht vieler Autoren immer dann, wenn die ungelösten infantilen Ambivalenzkonflikte durch äußere Ereignisse reaktiviert werden. Zum Beispiel werden in Auseinandersetzungen mit nahestehenden Menschen häufig starke Protestgefühle mobilisiert und gleichzeitig abgewehrt. Dies kann in den unterschiedlichsten Situationen auftreten, wie z. B. bei leistungsmäßiger Überforderung, bei Abnahme der Körperkraft, bei Ausbleiben einer erhofften Anerkennung, bei Verletzung des Geltungsbedürfnisses, enttäuschtem materiellem Gewinn u. ä. Überwiegend handelt es sich bei der chronischen Polyarthritis um mobilisierte Aggressionen, die schlecht verarbeitet werden können. Dies führt dann über die Bereitstellungsreaktion an der quergestreiften Muskulatur, wo üblicherweise aggressive Impulse ihre Abfuhr finden, zu Anspannung der Muskulatur, die bei chronischem Verlauf schmerzhaft wird.

Die Gicht in psychosomatischer Sicht

Diese Erkrankung hat Klußmann (1979) eingehend untersucht. Einige Merkmale sollen hier kurz beschrieben werden. Der Gichtkranke ist psychodynamisch gekennzeichnet durch eine verhinderte Möglichkeit wegzulaufen, expansiv zu werden, frei zu sein. Der Konflikt besteht darin, daß heftige Weglaufimpulse gebremst werden durch Abhängigkeits- und Geborgenheitswünsche, die den expansiven Bedürfnissen im Wege stehen. Auch hier gibt es Ähnlichkeiten zu den genannten Abhängigkeitswünschen des Muskelrheumakranken. In der Arzt-Patient-Beziehung fällt nach Klußmann beim Gichtkranken auf, daß er schnelle, wirksame Hilfe fordert, häufig, um dann einen langen Urlaub oder gar eine Überseereise antreten zu können. Im Gegensatz zu einem solchen Gichtkranken würde der chronisch Rheumakranke eher sagen: „Kann mir denn niemand helfen? – Nein, niemand kann mir helfen."

Arzt-Patient-Beziehung

In den zwischenmenschlichen Beziehungen dieser Rheumakranken, die sich u. a. auch in der Arzt-Patient-Beziehung mitteilt, geht es häufig um Härteideale, Gewalttätigkeitsströmungen und aggressiv wirkendes Verantwortungsbewußtsein. Dazu gehören etwa folgende Aussagen: „Ich sollte noch härter mit mir sein, obwohl ich niemandem etwas zuleide tue", „Ich sollte die Anforderungen an mich noch besser erfüllen". Eine häufige Konstellation besteht auch darin, daß der andere Mensch durch die eigene moralische Überlegenheit ins Unrecht gesetzt werden soll. Hinter diesen starren Verpflichtungsgefühlen und damit verbundenen Allmachtsphantasien bestehen aber unbewußte Abhängigkeitswünsche, die sich auch in der Interaktion mitteilen. Vergleichsweise zeigt sich beim Muskelrheumakranken wenig Bereitschaft zur aktiven Mitarbeit im Behandlungsplan, vielmehr gibt es Signale dafür, daß der Kranke eher passiv und vom Arzt abhängig bleiben möchte. Die Arzt-Patient-Beziehung ist oft brüchig, der Kranke ist dem Arzt gegenüber bei vordergründiger Vertrauensseligkeit oft mißtrauisch und ablehnend eingestellt. Nicht selten kommt es über unbewußte Mechanismen des Kranken zur Wiederherstellung der frühkindlichen und verantwortungsfreien Abhängigkeitssituation. Dabei wird es für den behandelnden Arzt oft schwer, das Mittelmaß zwischen genesungsfördernder Geborgenheit und heilungsfeindlicher Infantilisierung zu finden.

Diagnostik

Die heute neben psychologischen Testmethoden weit verbreitete Psychodiagnostik besteht in der Erhebung einer tiefenpsychologisch erweiterten Anamnese, aus der die biographischen Daten, die aktuelle Lebenssituation und die frühkindliche Entwicklung hervorgehen. In der auch zu erfassenden aktuellen auslösenden Situation spiegeln sich dann die für die jeweilige Persönlichkeitsstruktur spezifischen Konflikte wider.

Letztlich ist die aktuelle Interaktion zwischen Arzt und Patient auch im Hinblick auf die prognostische Beurteilung ein wichtiges diagnostisches Kriterium.

Psychotherapie

Abhängig von der Arzt-Patient-Beziehung bietet die Patientenführung, die jeder behandelnde Arzt ohne spezielle Kenntnisse übernehmen kann, die umfassendsten Möglichkeiten. Weiterhin empfehlen sich als Behandlungsformen u. a. das *autogene Training* mit lindernder Wirkung und zugleich Öffnung für psychosomatische Zusammenhänge. Sollte eine ärztliche Patientenführung nicht ausreichen, so ist eine *Therapie durch den Fachpsychotherapeuten* anzuraten. In einer Arbeit von Luborsky et al. (1975) ergab sich, daß bei psychosomatischen Erkrankungen, zu denen die chronische Polyarthritis und auch 1/3 der weichteilrheumatischen Erkrankungen gezählt werden müssen, eine *Kombination von medikamentöser und Psychotherapie* signifikant bessere Ergebnisse bringt als medikamentöse Therapie allein. Neben der als selbstverständlich und auch unverzichtbar anzusehenden medikamentösen und physikalischen Therapie sollte häufig nach entsprechender Diagnostik eine parallel laufende Psychotherapie in den Therapieplan mit einbezogen werden. In diesem Zusammenhang wäre vorübergehend auch eine Psychopharmakotherapie durch den Psychotherapeuten zu diskutieren. Letztlich könnte daraus eine deutliche Dosisreduzierung der Medikamente zur Langzeitanwendung bei Rheuma resultieren – mit erheblichen Vorteilen für den Patienten.

Literatur

Alexander F (1977, [2]1951) Psychosomatische Medizin, 3. Aufl. de Gruyter, Berlin New York, S 156–163

Beck D (1971) Psychosomatische Aspekte des Weichteilrheumatismus. Fortbildungskurse Rheumatol 1: 168–177

Beck D (1975) Die Persönlichkeitsstruktur bei psychosomatischen Schmerzzuständen am Bewegungsapparat. In: Weintraub A (Hrsg) Psychosomatische Schmerzsyndrome des Bewegungsapparates. Schwabe, Basel, S 180–186

Booth GC (1937) Personality and chronic arthritis. J Nerv Ment Dis 85:637

Halliday JL (1937) Psychological factors in rheumatism. Br Med J I:213–221, 264

Holmes T, Wolff HG (1962) Life situations, emotions and backache. Psychosom Med 14:18–33

Klußmann R (1979) Psychosomatische Abgrenzung des Gichtikers vom Rheumatiker. Prax Psychother Psychosom 24:203–207

Luborsky L, Singer B, Luborsky L (1975) Comparative Studies of psychotherapies. Is it true that „Everyone has won and all must have prizes"? Arch Gen Psychiatry 32:995–1008

Perini C, Müller W, Battegay R, Labhardt F (1980) Physikalische Therapie bei der generalisierten Tendomyopathie – psychosomatische Aspekte. Z phys Med 5:277–281

Plügge H (1953) Anthropologische Beobachtungen bei primär-chronischen Arthritikern. Z Rheumaforsch 12:231–246

Struppler A (1975) Pathophysiologie der Schmerzsyndrome des Bewegungsapparates. In: Weintraub A (Hrsg) Psychosomatische Schmerzsyndrome des Bewegungsapparates. Schwabe, Basel New York, S 15–30

Weintraub A (1975) Psychosomatische Schmerzsyndrome des Bewegungsapparates. Schwabe, Basel

Weintraub A (1981) Die Psychosomatik des Rheumakranken. In: Jores A (Hrsg) Praktische Psychosomatik, 2. Aufl. Huber, Bern Stuttgart Wien, S 199–212

Weintraub A (1983) Psychorheumatologie. Karger, Basel

Psychosomatische Aspekte von bandscheibenbedingten Rückenschmerzen

M. Kütemeyer

Einleitung

Seit der Entdeckung, daß das Ischiassyndrom durch Druck von degeneriertem Bandscheibengewebe auf eine Nervenwurzel zustande kommt (Mixter u. Barr 1934), meinten viele Ärzte, in diesem lokalen mechanischen Vorgang das Wesentliche des Schmerzsyndroms verstanden zu haben. Die Frage Operation oder nicht? rückte in den Vordergrund. Mangelnde Beobachtung anderer verursachender Faktoren war die Folge. Selten wird erwähnt, daß Mixter u. Barr (1934) bei mehreren ihrer operierten Patienten keinen Bandscheibenprolaps oder anderes komprimierendes Gewebe fanden. Die konservative Therapie, die für die meisten Patienten in Frage kommt, wurde ein Stiefkind der Forschung. Mangelnde Übereinkunft über ein optimales Vorgehen ist die Folge. Statt dessen werden konservativ behandelte Patienten in pragmatischer Folge oder gleichzeitig einer Fülle von therapeutischen Maßnahmen ausgesetzt, wobei die Auswahl weniger von Art und Schwere der Symptome als von der Spezialität des behandelnden Arztes bestimmt wird. Warnende Stimmen, die darauf hinweisen, daß das Wurzelkompressionssyndrom keine lokale, sondern eine Erkrankung des ganzen Menschen ist (Penzholz 1951; Pette 1953; Hoff 1954; Reischauer 1957), finden im klinischen Alltag wenig Berücksichtigung. Psychosomatische Arbeiten befassen sich fast ausschließlich mit den chronischen Rückenschmerzen (Paul 1950; Cremerius 1955; Sternbach et al. 1973; Fleck 1975; Weintraub 1977; Janus 1978; Pongratz 1980); so werden psychosomatische Gesichtspunkte, wenn überhaupt, meist erst in einem späten, chronifizierten Stadium der Erkrankung nach erfolgloser Anwendung herkömmlicher therapeutischer Maßnahmen einbezogen. Es soll ein Konzept zur konservativen Behandlung lumbaler und zervikaler Wurzelsyndrome dargestellt werden, das sich auf dem Boden einer genaueren Kenntnis der Lebensweise, des Verhaltens und der zugrunde liegenden unbewußten Vorgänge der Patienten entwickelt hat und auch und vor allem für die Akutphase der Erkrankung geeignet ist.

Patienten und Methode

In den Jahren 1975-1984 haben wir bei allen Patienten, die mit akuten lumbalen Wurzelkompressionen – meist wegen der Frage einer Operation – auf die neurologische Abteilung des Klinikums Charlottenburg, Berlin, stationär aufgenommen wurden, gleichzeitig mit der neurologischen Diagnostik die psychosoziale Situation der Patienten untersucht. Nach systematischen biographischen Anamnesen bei den ersten 50 Patienten wurden die biographisch uns besonders relevant erscheinenden Fragen in die übliche klinische Anamnese integriert. In derselben Weise gingen wir – nach 20 ausführlichen biographischen Anamnesen – bei Patienten mit zervikalen Wurzelreiz- und Kompressinssyndromen vor. Die Ergebnisse der biographischen Anamnesen wurden ergänzt durch Beobachtungen im Umgang mit den Patienten auf der Station.

Ergebnisse

Es fanden sich folgende Auffälligkeiten und Gemeinsamkeiten: Das Leben dieser Patienten ist geprägt durch Unruhe, Tatendrang und forcierte Selbstbehauptung. „Ich kann nicht still sitzen", „Ich muß immer unter 2000 V stehen", waren typische Äußerungen. In der Kindheit oft extrem überfordert, gleichzeitig durch Strenge und Entbehrung kleingehalten, kämpfen viele später unermüdlich gegen Kränkungen und eigene Schwächen an, verlassen vorzeitig das Elternhaus und müssen dann ihre frühe Selbständigkeit aufrechterhalten durch „Rückgratzeigen" auf Biegen und Brechen, Arbeitseifer und Hilfsbereitschaft. Beruflich sich einzuordnen empfinden sie als Demütigung. Sie reisen viel herum, wechseln häufig die Stellung und auch die Beziehungen. Ein Patient war 9mal verlobt und 3mal verheiratet – ein anderer hatte so viele Lehrstellen, daß er sie nicht mehr zählen konnte. In Berufen wie Fahrlehrer, Kraftfahrer, Wohnungsmakler oder „auf Montage" finden sie schließlich ausreichende Unabhängigkeit und Bewegungsfreiheit. "Ich bin nie zu Kreuze gekrochen und werde nicht zu Kreuze kriechen", so faßte ein unter rezidivierenden Ischiasattacken leidender Bauarbeiter sein bisheriges Leben zusammen.

Regressive Wünsche müssen bei dieser Grundhaltung extrem verleugnet werden. Die Patienten neigen in ihren Beziehungen dazu, sich in eine überlegene Position zu bringen, etwa indem sie sich hilfsbedürftige Partner aussuchen. Sie selbst können Geschenke und Hilfe dagegen nur schwer annehmen. So finden sie besondere Befriedigung in den Beziehungen zu Kindern und Schülern.

Das akute Kompressionssyndrom oder Schmerzrezidive manifestieren sich häufig in biographisch kritischen Situationen, in denen die Überlegenheit nicht mehr durchgehalten werden kann, z. B. wenn Partner oder Kinder selbständiger werden.

Fallbeispiel 1

Ein 26jähriger Patient, nach einer harten Jugend mit 14 Jahren von zu Hause entlaufen und viel herumgekommen, hatte sich wiederholt verwahrloste Mädchen zu Freundinnen gesucht, die er mit rührender Hingabe betreute. Sobald die Mädchen sich erholten, trennte er sich von ihnen. Einmal geriet er an eine Frau, die ihm hartnäckig nachstellte, als er die Beziehung lösen wollte. Zu diesem Zeitpunkt wachte er eines Morgens mit heftigen lumbalen, in die Außenseite des linken Ober- und Unterschenkels bis zum Fußrücken ausstrahlenden Schmerzen auf. Neurologisch bestand eine Großzehenheberparese und eine bandförmige Sensibilitätsstörung an der Außenseite des Unterschenkels und am Fußrücken, dem Versorgungsgebiet der Wurzel L_5 entsprechend. Eine akute körperliche Belastung konnte nicht eruiert werden. Als Kind hatte der Patient hart arbeiten müssen, jetzt als Arbeiter in einer chemischen Fabrik schon lange nicht mehr. Die Schmerzen und Paresen gingen mit Hilfe konservativer Therapie, die eine Bearbeitung seiner Beziehungsprobleme einschloß (s. unten), innerhalb von 4 Wochen zurück.

Bei den Frauen sind Fluchtbereitschaft und expansiver Bewegungsdrang meist weniger ausgeprägt gegenüber dem besitzergreifenden „Bemuttern".

Fallbeispiel 2

Eine 44jährige Hauswartsfrau mit einem Kompressionssyndrom der Wurzel S_1 links – Fußsenkerparese, fehlender ASR und Sensibilitätsstörungen im Dermatom S_1 links – war schwer zur stationären Aufnahme zu bewegen, weil „Puppe", so nannte sie ihre 3jährige Tochter, auf ihre ständige Gegenwart angewiesen sei. Die beiden älteren Söhne, 22- und 21jährig, waren wenige Wochen zuvor durch ein gemeinsames Delikt der Mutter „untreu" geworden, und auch der 12jährige Sohn machte ihr durch trotziges Aufbegehren zu schaffen. Das Ischiassyndrom hatte 3 Tage vor der Aufnahme akut begonnen – beim Treppenputzen, das zu ihren täglichen Aufgaben gehörte, das sie aber in den letzten Wochen besonders gehetzt ausführte, weil sie „Puppe", den Nachkömmling, das letzte Unterpfand ihrer Unentbehrlichkeit als Mutter, nicht lange allein lassen wollte.

Anstrengung in ungünstiger Körperhaltung und seelischer Spannung sind in dieser Krankengeschichte unlösbar verbunden und haben sich in der auslösenden Szene gegenseitig potenziert.

Bei Patienten mit zervikalen Wurzelsyndromen sind neben der Helfereinstellung zwanghafte Züge im Vordergrund.

In den Anamnesen fällt auf, daß über die Hälfte der Patienten während, aber auch schon lange vor ihrer Krankheit an Schlafstörungen litten. „Ich habe einen Apparat in mir, der hört nicht auf, sich zu drehen", „Wenn ich mich hinlege, beginnen die Gedanken sich zu drehen, was ich morgen alles zu tun habe". Die innere Unruhe und Spannung, die nachts anhält, macht vielleicht verständlich, warum die ersten Symptome überwiegend ohne äußeren Anlaß (Finkenrath 1978) beim Aufwachen in den frühen Morgenstunden auftreten (Kütemeyer u. Schultz 1982).

Knapp die Hälfte der Patienten hatte vor ihrer Rückenerkrankung, häufig Jahre zurückliegend, Gastritiden oder Magen-Darm-Ulzera gehabt. Der Konflikt zwischen Anlehnungsbedürfnis und Unabhängigkeitsstreben ist bei Rückenschmerzpatienten und Ulkuskranken ähnlich; bei Patienten mit Rückenschmerzen kommt als Besonderheit die Eigenart hinzu, den Konflikt durch Hypermotorik und Muskelverspannung zu verarbeiten.

Auf der Station zeigen die Patienten ein widersprüchliches Verhalten. Dramatisch schildern sie ihre Beschwerden, um im nächsten Moment wegen dringender Geschäfte auf Entlassung zu drängen. Am Morgen lassen sie sich von der Schwester waschen oder verlangen wegen ihrer „Lähmung" einen Rollstuhl, um am Tag die verordnete Bettruhe nicht einzuhalten und sich als Helfer auf der Station zu betätigen. Trotz der Schmerzen kann die körperliche Untersuchung zu einem Kräftemessen mit dem Arzt werden. Sie belehren den Arzt, suchen ihn

mit medizinischem Wissen über ihre Krankheit zu übertreffen und seine Fähig-
keiten herabzusetzen – als ob das Sichtbarwerden von Leiden und Angewiesen-
sein auf andere durch um so trotziger demonstrierte Stärke wieder wettgemacht
werden müßte.

Werden die Rückenschmerzen chronisch – im späteren Stadium der Erkrankung und bisweilen nach Operationen – tritt nicht selten eine Initiativelosigkeit
und Depression, Kehrseite des ursprünglichen Aktivismus, in den Vordergrund.
Jetzt bedrängen die Patienten den Arzt mit Versorgungswünschen und Renten-
ansprüchen, wie süchtig am Kranksein und Schwachsein festhaltend. Bei diesen
Patienten finden sich am häufigsten funktionelle Ausgestaltungen, z. B. in Form
von nicht radikulären Parästhesien und Sensibilitätsstörungen oder funktionellen Gangstörungen.

Diskussion

Das Ungestilltbleiben sog. oraler Bedürfnisse nach Behütet- und Verwöhntwer-
den in der Kindheit wird von Patienten mit lumbalen und zervikalen Wurzelsyndromen so beantwortet, daß sie zur Bewältigung ihrer späteren Lebensaufgaben
überwiegend die sog. anal-aggressiven Verhaltensweisen entwickeln, die der
Eigenständigkeit und Ich-Abgrenzung dienen. Im späteren Verhalten überwiegt
bei einigen Patienten ein expansiver Bewegungsdrang mit Fluchttendenzen, bei
anderen – besonders bei denjenigen mit zervikalen Wurzelsyndromen – ein toni-
sches Durchhalten und eine zwanghafte Helfereinstellung. Ursprünglich auf
dem Wege der Selbstbehauptung förderlich, müssen diese Verhaltensweisen aber
mit zunehmender Verleugnung von regressiven und Hingabewünschen erkauft
werden. Diese passiven Bedürfnisse bleiben „primärprozeßhaft" ungeformt,
chaotisch, bedrohlich und müssen immer mehr aus dem Selbstbild der Patienten
ausgeblendet werden.

Durch den Aktivismus leidet u. a. die körperliche Selbstwahrnehmung: das
Empfinden für das Ausmaß der eigenen Leistung, für schützende Ermüdungser-
scheinungen und auch für warnende Prodrome in Form milder lumbaler und zervikaler Schmerzen vor den eigentlichen Schmerzattacken. Diese treten in Situationen bedrohter Autonomie als Ausdruck einer vermehrten muskulären Abwehr gegen Ohnmachtsgefühle und Depressionen auf. Die Chance, nun verleug-
neten Bedürfnissen nachzugehen, wird für nicht wenige Patienten im Laufe der
Krankheit zur Gefahr, auf passive Versorgung mit Hilfe der Krankheit nicht
mehr verzichten zu können.

Therapie

Auf unseren Beobachtungen aufbauend haben wir ein gestuftes Therapieprogramm entwickelt, bei dem in systematischer Folge physiotherapeutische Maßnahmen und psychotherapeutische Interventionen ineinander greifen, bei dem
psychisch und somatisch Wirksames nicht oder nur schwer zu trennen ist (vgl.
Abb. 1).

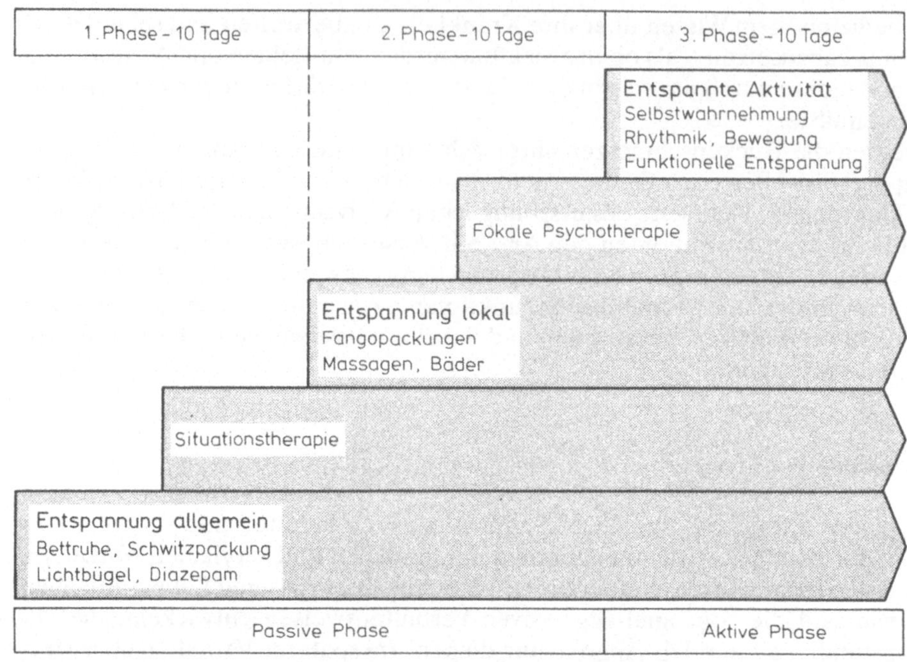

Abb. 1. Dreiphasiger Therapieplan zur konservativen Behandlung des Lumbago-Ischias-Syndroms

1. Phase: allgemeine Entspannung

Das Ziel der 1. Phase der Behandlung ist eine körperliche und psychische allgemeine Entspannung durch Bettruhe, Wärme und muskelrelaxierende Medikamente. Nur wenige Patienten empfinden dies als lindernd. Äußerlich ruhig gestellt scheinen sie ihre innere Unruhe stärker zu empfinden. Sie drängen nach ihren gewohnten Aktivitäten und verlangen nach Spritzen und Operation. Dem Drängen des Patienten wird nicht nachgegeben, aber es wird zum Thema gemacht („Situationstherapie"). Die Konfrontation muß vorsichtig geschehen, soll sie nicht verstärkt Widerstände heraufbeschwören. Es genügen kurze Fragen, etwa während der Visite: „Was macht Sie so unruhig, wer treibt Sie so an?" Solche Fragen, die selten direkt beantwortet werden, vermitteln dem Patienten, daß er mit seiner Angst und Ambivalenz im Umgang mit seinen passiven Bedürfnissen verstanden und geschützt wird. So können allmählich Vertrauen, Selbstreflexion und eine schrittweise Distanzierung vom gewohnten Verhalten zustande kommen. Durch die entspannenden Maßnahmen werden auch die Schlafstörungen mitbehandelt. Beginnen die Patienten, die verordnete Ruhe zu akzeptieren, was meist eine allgemeine, manchmal auch lokale Entspannung und eine Besserung der Schmerzen zur Folge hat, kann – nach etwa 10 Tagen – mit dem 2. Abschnitt der passiven Phase begonnen werden.

2. Phase: lokale Entspannung

Die 2. Phase hat die lokale Entspannung der Rückenmuskulatur mit Hilfe von Fangopackungen und Rückenmassagen zum Ziel. Bettruhe, Lichtbügel und relaxierende Medikamente aus der 1. Phase werden beibehalten. Auch hier müssen anfängliche Widerstände des aktivistischen Patienten gegen fremde Hilfe und körperliche Berührung, die sich in erneuter Zunahme der Schmerzen äußern, bearbeitet werden. Häufig kann die Massage erst nach einem deutenden Ansprechen dieser Abwehr – „Darf nicht auch einmal ein anderer etwas für Sie tun?" – als angenehm empfunden werden und entspannend wirken. Zuweilen gelingt die lokale Entspannung leichter mit Unterwassermassage, die eine körperliche Berührung vermeidet.

3. Phase: entspannte Aktivität – Wahrnehmungsübung

In der 3. Phase sollte der Patient aktiviert und belastet werden. Es geht dabei um eine gelassene Aktivität, bei der ein physiologischer Rhythmus von Spannung und Entspannung wieder möglich wird. Die Krankengymnastin, die schon gegen Ende der 2. Phase mit isometrischen Übungen im Patienten ein Gefühl für seine Verspannungen und seine Erschöpftheit zu wecken versucht hat, führt jetzt mit ihm rhythmische Bewegungsübungen im Stehen, Gehen und Sitzen durch. Der Patient lernt das Wohlgefühl bei Lockerung der Glieder und Muskeln, beim Wechsel von Spannung und Entspannung kennen und genießen. So wird die körperliche Selbstwahrnehmung, die bei der früheren Lebensweise erheblich gelitten hat, allmählich wieder entwickelt.

In dieser Phase der Behandlung haben auch die sog. „funktionelle Entspannung" – eine Kombination von Atem-, Bewegungs- und Körperwahrnehmungsübungen (Fuchs 1979) – und andere körperbezogene Psychotherapiemethoden ihren Platz, soweit ausgebildete Mitarbeiter vorhanden sind. Anhand dieser Therapieformen wurde uns die Wichtigkeit einer systematischen Reihenfolge der verschiedenen Anwendungen besonders deutlich. Funktionelle Entspannung wurde in früheren Behandlungsstadien von den Patienten regelmäßig mit heftiger Abwehr beantwortet. In der 3. Phase jedoch, an pflegerische Zuwendung gewöhnt und durch die „Situationstherapie" vorbereitet, fällt dem Patienten die dafür nötige Regression und Hingabe an die Führung durch eine Therapeutin leichter. Funktionelle Entspannung eignet sich auch für ambulante Nachbehandlung.

In der Regel zielen die Behandlungsstrategien bei Rückenschmerzpatienten auf die Motorik, auf Mobilisierung, Kräftigung und Stabilisierung. Im 3stufigen Therapieprogramm spielen die Wahrnehmung, das Fühlen und Mitteilen körperlicher Empfindungen die Hauptrolle. Viele Patienten konnten gerade diese Erfahrung später vorbeugend im Sinne der Selbsthilfe nutzen.

Die Aktivierung in der 3. Phase dient der Vermeidung einer dauerhaften Regression, die durch die entspannenden Maßnahmen gefördert werden könnte und sich in Depression, Chronifizierung und funktioneller Ausgestaltung der Rückenschmerzen äußert. Um eine solche Entwicklung zu vermeiden, müssen die für das Auftreten des Wurzelkompressionssyndroms mit verantwortlichen Lebensgewohnheiten und Beziehungsprobleme jetzt direkter angesprochen werden („fokale Psychotherapie"). Der Arzt darf den Patienten jetzt darauf hinweisen, wieviel Abwehr in seinem Arbeitseifer und seiner Kampf- und Fluchtbereitschaft steckt, wieviel Hilfsbedürftigkeit in seiner Hilfsbereitschaft.

Der Patient erfährt im Gespräch – wenn möglich auch zusammen mit den Angehörigen –, daß wachsende Eigenständigkeit des Partners nicht nur bedrohlich ist, sondern auch eine Entlastung sein könnte. So wird eine neue Einstellung zur Realität vorbereitet.

Dieses Therapieprogramm hat sich auch vor und nach einer Nukleotomie bewährt, wobei postoperativ hauptsächlich die Methoden der 3. Phase indiziert sind. Eine ambulante Behandlung kann, abgewandelt, nach demselben Muster erfolgen. Bei der ambulanten Nachbehandlung nach stationärer Therapie sollten entsprechend einer aktivistischen oder depressiven Haltung des Patienten die entspannenden oder die aktivierenden Maßnahmen eingesetzt werden.

Katamnese

Eine 5jährige Katamnese bei 37 auf diese Weise behandelten Patienten ergab: Von den 22 ausschließlich konservativ behandelten Patienten erreichten 18 (82%) andauernde Beschwerdefreiheit; von der Gesamtgruppe, in der sich 15 auch operierte Patienten befanden, wurden 26 (70%) beschwerdefrei. Bemerkenswert war die Remission von Patienten mit Paresen und positiven myelographischen Befunden, die nach der konservativen Therapie eine gelassenere Lebenseinstellung erreichten. Pearce u. Moll (1967) erzielten nach ausschließlicher Bettruhe Beschwerdefreiheit bei 68% ihrer Patienten. Ihre Darstellung des Behandlungsverlaufs, die von heftigen Widerständen ihrer Patienten gegen die verordnete Bettruhe zeugt, macht deutlich, daß verordnete Regression allein eine eindrucksvolle Wirkung zeigt, daß aber ohne psychotherapeutische Bearbeitung der Abwehr der Patienten diese Wirkung erheblich gefährdet und gemindert wird.

Literatur

Cremerius J (1955) Rheumatische Muskel- und Gelenkerkrankungen als funktionelles Geschehen. Z Psychosom Med 3:173–181
Finkerath R (1978) Anamnestische Angaben der Patienten beim lumbalen Bandscheibensyndrom. Med Dissertation, Universität Düsseldorf
Fleck HC (1975) Über psychodynamische Faktoren bei Wurzelreizerscheinungen. Z Psychosom Med 21:118–128
Fuchs M (1979) Funktionelle Entspannung. Theorie und Praxis einer organismischen Entspannung über den rhythmisierten Atem, 2. Aufl. Hippokrates, Stuttgart
Hoff H (1954) Der psychische Faktor bei Schmerzen und Veränderungen der Wirbelsäule. Wien Klin Wochenschr 66:632–635
Janus L (1978) Psychoanalytisch-psychophysiologische Untersuchungen bei Patienten mit funktionellem Cervikalsyndrom. Z Psychosom Med 24:101–115

Kütemeyer M, Schultz U (1982) Verlauf und Therapie des Lumbago-Ischias-Syndroms aus psychosomatischer Sicht. Verh Dtsch Ges Inn Med 88:1221–1224

Mixter WJ, Barr JS (1934) Rupture of the intervertebral disc with involvement of the spinal canal. N Engl J Med 211:210–215

Paul L (1950) Psychosomatic aspects of low back pain. A review of recent articles. Psychosom Med 12:116–124

Pearce J, Moll JMH (1967) Conservative treatment and natural history of acute lumbar disc lesions. J Neurol Neurosurg Psychiatry 30:13–17

Penzholz H (1951) Ergebnisse der operativen und konservativen Behandlung der Ischialgien bei Bandscheibenprolaps. Nervenarzt 22:441–444

Pette H (1953) Kritische Bemerkungen zum Kapitel des Bandscheibenprolapses. MMW 95:1145–1148

Pongratz J (1980) Leitsymptom: Wirbelsäulenschmerzen. Eine psychosomatische Studie. Z Psychosom Med 26:12–39

Reischauer F (1957) Wirbelsäulen- und Bandscheibenschäden. Therapiewoche 8:130–139

Sternbach AR, Wolf SR, Murphy RW, Akeson WH (1973) Aspects of chronic low back pain. Psychosomatics 14:52–56

Weintraub A (1977) Die Grenzen der psychosomatischen Kreuzschmerzanalyse. Med Welt 28:948–952

Spezielle Syndrome

Das psychogene Schmerzsyndrom –
eine psychosomatische Krankheit

S. O. Hoffmann

Seit knapp 10 Jahren lassen sich in der Fachliteratur ein verstärktes Interesse und eine zunehmende Forschungsaktivität zum Krankheitsbild des psychogenen Schmerzes beobachten. Die Bezeichnungen des Syndroms sind noch uneinheitlich. Es wird vom funktionellen Schmerzsyndrom, vom Syndrom des sog. unbehandelbaren Schmerzes (Groen 1984), oder vom „pain-pronepatient" (Engel 1959) gesprochen. Die schlechten Behandlungsmöglichkeiten und die schlechte Prognose drücken sich in Bezeichnungen wie „intractable pain" oder „chronic pain" aus. An der Mainzer Psychosomatischen Universitätsklinik bevorzugen wir den Begriff des psychogenen Schmerzsyndroms (Hoffmann u. Egle 1984).

Schmerztheorien

Wenn man sich mit den Schmerztheorien zu beschäftigen beginnt, dann ist eine der erstaunlichsten Erfahrungen, daß eine exakte Definition dessen, was Schmerz ist, kaum möglich scheint, auch wenn es für das naive Verständnis völlig klar zu sein scheint, worum es geht. Merskey, ein auf diesem Sektor besonders anerkannter Forscher, definiert den Schmerz als ein „unlustvolles Erlebnis, das automatisch („primarily") mit einem Gewebsschaden assoziiert oder in Begriffen einer Gewebsschädigung beschrieben wird" (Merskey 1975, zit. nach Weisenberg 1975, S. 6). Diese Definition besagt zweierlei: Zum einen besteht ein Vorgang von ausgeprägter Unlust, eine Störung des Wohlbefindens, ein Beeinträchtigungserlebnis; zum anderen scheint Schmerz in unserer Psyche automatisch mit einer ätiologischen Theorie verkoppelt. Schmerz ist im menschlichen Erleben offenbar immer Symptom für etwas, und zwar fast ausschließlich Symptom einer körperlichen Läsion. Es erscheint wichtig zu betonen, daß diese Assoziation zwischen dem Phänomen Schmerz und der Gewißheit einer Ursache nicht einfach als etwas von Gott oder der Natur Gesetztes angesehen werden kann, sondern vielmehr etwas ist, was im Laufe der Entwicklung gelernt wird. Obwohl der Schmerz unbestreitbar ein psychisches Phänomen ist, ist er bei allen Menschen assoziativ fest mit der Vorstellung einer organischen Ursache verkoppelt – bei den Patienten genauso wie bei den Ärzten. Diese Koppelung hat natürlich ihre Ursachen. Jeder kennt die Erfahrung, daß es weh tut, wenn man sich das Knie aufschlägt, und jeder Mensch hat aus den multiplen Schmerzerfahrungen seiner Entwicklung eine ätiologische Theorie mehr oder minder fest mit dem Phänomen verbunden.

Aber der Zusammenhang ist offenbar nicht so einfach. Jedes Kind kennt Kameraden, die außerordentlich „wehleidig" sind, und andere, denen Schmerzen nur wenig auszumachen scheinen. Und jedes Kind weiß auch, daß die Ursache dieser Verschiedenheit nur wenig damit zu tun hat, daß die einen beim Spielen mehr als die anderen hingefallen wären und sich verletzt hätten. Die individuelle Geschichte der psychosozialen Entwicklung spielt hier eine in ihrer Bedeutung kaum zu überschätzende Rolle. Es gibt Familien, in denen der Schmerz einfach kein Thema ist, und andere, in denen jedes Mitglied darauf besteht, mehr Schmerzen zu haben als andere. (Die Migränetradition in Familien, die meist unkritisch als Beweis für die erbliche Belastung angesehen wird, läßt sich aus dieser Sicht noch einmal ganz anders interpretieren.) Physiologische Faktoren kommen hinzu: Hebb (1958, dt. 1967) zeigte z. B., daß Schimpansen, deren Arme während ihrer Entwicklung in Papphülsen steckten, nach Befreiung von den Beschränkungen eine deutlich herabgesetzte Schmerzempfindlichkeit hatten, sich stärker verletzten usw. Neurophysiologisch wird man hier von einem fehlenden Synapsentraining sprechen, aber eine einheitliche Schmerztheorie, die psychische und somatische Phänomene gleich berücksichtigte, fehlt bis heute. Als das wahrscheinlich fortgeschrittenste Modell, das breit diskutiert wurde und bereits in einer ersten Revision vorliegt, ist hier u. a. die „gate-controltheory" von Melzack (1973) zu nennen. Aber auch diese Theorie ist noch deutlich davon entfernt, alle uns beschäftigenden Phänomene abzudecken.

Psychische und somatische Faktoren

Offensichtlich wird der Schmerz wie kaum ein anderes Phänomen von psychischen und somatischen Faktoren in gleicher Weise unterhalten. Es ist eine vertraute Beobachtung, daß durch Abzug der Aufmerksamkeit („Ablenkung") Schmerzen schwinden können. Befürchtungen und Ängste verstärken andererseits den Schmerz. Schwerstverletzte bei vollem Bewußtsein und wenig Angst haben oft erstaunlich wenig Schmerzen. Kriegsverletzte, die Aussicht hatten, aus einem Brückenkopf ausgeflogen zu werden, benötigten sehr viel weniger Opiate als die Gruppe der Leichtverletzten, für die diese Aussicht nicht bestand (Beecher 1963). Die Variable „Hoffnung" entschied hier offenbar in signifikanter Weise darüber, ob der objektiv vorhandene Gewebsschaden viel oder wenig Schmerzen verursachte.

Diese Zwischenstellung des Schmerzes zwischen den körperlichen und den seelischen Phänomenen ließ bereits 1933 den Psychoanalytiker Weiss die Vermutung äußern, daß die Patienten mit psychogenen Schmerzen seelische Probleme offensichtlich in der Form körperlicher Schmerzen erlebten. Solche Patienten verwechseln gewissermaßen „Seelenschmerz" mit „Körperschmerz". Diese These von Weiss ist wenig beachtet geblieben, obwohl sie mir von besonderer Modernität erscheint. Der holländische Psychosomatiker Groen (1984) spricht erst 1979 wieder davon, daß diese Patienten gleichsam Schmerz, Pein und Leid verwechselten. Dies ist offensichtlich wiederum ein Erbe aus der menschlichen Entwicklung. Kinder neigen generell dazu, psychische Probleme zu somatisieren, d. h. an die Stelle der Wahrnehmung eines psychischen Konfliktes eine körperliche Mißempfindung zu setzen. Bei vielen Erwachsenen hat sich diese Tendenz voll erhalten, bei kaum einem ist sie ganz geschwunden. Wenn es uns psychisch schlecht geht, fühlen wir uns meist auch körperlich elend.

Engel, dessen Studie über die Psychosomatik des Schmerzes aus dem Jahre 1959 die meisten späteren Untersuchungen an Klarheit und Stringenz übertrifft, meint, daß Schmerz per se immer zu affektiven Einbindungen des Menschen führe. Schmerz ist niemals neutral. Engel geht von folgenden Gesichtspunkten aus:

1) Schmerz *schützt* den Körper vor Verletzungen. Er trägt entscheidend zur Entstehung des Körperbildes und zur Erfahrung der Umwelt bei. Jeder Körper hat sein eigenes „Schmerzgedächtnis".

2) Schmerz hat eine sehr enge Verbindung zur Entstehung sozialer *Beziehungen* überhaupt: Schmerz führt zum Weinen, das Weinen ruft die Mutter, die Mutter tröstet und nimmt so den Schmerz. Was unten noch ausgeführt wird: für manchen Erwachsenen ist gewissrmaßen die verbliebene infantile Hoffnung auf Tröstung das Krankheitsbild des chronischen Schmerzes wert – ein zutiefst irrationales, aber in sich stimmiges Krankheitserleben.

3) Schmerz und *Strafe* werden ebenfalls in der frühen Entwicklung verbunden. Schmerz wird zum Signal, daß man „böse" ist, wird so zum Zeichen für Schuld und kann in der Form der Sühne die Voraussetzung zur Entlastung von Schuld werden. Ein Patient formulierte: „Wenn es ordentlich weh tut, verschwinden die Schuldgefühle." Auch dieser Mechanismus scheint bei vielen Schmerzpatienten von großer Bedeutung zu sein.

4) Schmerz hat auch eine frühe Beziehung zu *Aggression* und *Macht.* Der Schmerz der anderen befriedigt die eigene Aggression. In der Wendung des Schmerzes gegen das eigene Selbst des Patienten wird viel Aggression befriedigt, nur ist er selbst hier das Opfer.

5) Damit hängt die Verbindung zwischen Schmerz und realem oder befürchtetem *Verlust* einer geliebten Person eng zusammen. Verluste schmerzen den Menschen, der Schmerz kann aber wiederum auch die Qual des Verlustes lindern. Der Patient leidet dann sozusagen mehr unter dem Schmerz als unter dem Verlust. Der körperliche Schmerz betäubt gewissermaßen den seelischen. In der Umgangssprache wird dieser Zusammenhang als „schmerzhafter Verlust" beschrieben.

6) Schmerz kann eine Beziehung zu *sexueller Erregung* haben. Die Kombination mit Schmerz kann zu einer Verstärkung der Erregung führen. Die entsprechenden sexuellen Empfindungen werden als sadistische oder masochistische beschrieben. In ihrer eindeutigsten Form stellen sie sexuelle Deviationen dar.

Schmerz, so kann man viele Studien zusammenfassen, ist offensichtlich eine höchst subjektive und höchst vieldeutige Erfahrung. Unsere klinische Praxis, in der wir ganz unbefangen den Schmerz meist als etwas objektiv Gegebenes auffassen, steht hierzu in einem merkwürdigen Gegensatz.

Das klinische Bild

Obwohl das klinische Bild des psychogenen Schmerzsyndroms *keineswegs einheitlich* ist und obwohl die Genese mit Sicherheit genauso uneinheitlich ist, tauchen in den Beschreibungen der Patienten regelmäßig wiederkehrende Züge auf. Häufig handelt es sich um eher arbeitssame und leistungsbetonte Menschen, die bis zu einem bestimmten Ereignis, wie etwa einem Bagatellunfall, wenig oder überhaupt nicht krank waren. Hierin gleichen sie zwanghaften und depressiven Persönlichkeiten. Viele hatten eine harte Jugend gehabt, gekennzeichnet durch einen Mangel an Zärtlichkeit und Zuwendung und durch ein strenges Beispiel der Eltern. Es sieht so aus, als ob die Patienten in ihrer Entwicklung nur einen einzigen Ausgleich für ihr Zukurzgekommensein gesucht hätten, nämlich harte Arbeit, Pflichtausübung, Unabhängigkeit, Klaglosigkeit, Sachlichkeit beim Lösen der eigenen Schwierigkeiten. Auch das Verhältnis zu den Ehepartnern zeigt gewisse Gemeinsamkeiten. Bei fast allen Patienten besteht eine stark abhängige Bindung an den Partner, während vor der Krankheit die Führung und Dominanz eher bei den Patienten lag. Eheschwierigkeiten werden generell und kategorisch verneint. Die Kritik am Partner wird sehr stark unterdrückt. Groen (1984), von dem diese plastischen Beschreibungen stammen, meint, daß in vielen Fällen die Partnerbeziehungen direkt symbiotisch wirkten. Die Folgsamkeit des Partners werde aber nicht zwingend gefordert, sondern klagend erbeten. Der *Beginn der Krankheit* fällt oft zusammen mit einer schwierigen Lebenssituation, die diese Menschen nicht wie früher durch tüchtiges, selbständiges Handeln hatten lösen können. Etwa weil ein Partner aus dem einen oder anderen Grund nicht mehr bereit war, sich der Dominanz des Patienten weiter zu unterwerfen und selbst begann, sich durchzusetzen. Oder die Kinder gingen einen eignen Weg, oder es bestand ein Konflikt in der Familie oder im Betrieb. Das Erlebnis, nicht mehr „Herr im Hause" zu sein, das Erlebnis einer situativen Hilflosigkeit und Ohnmacht fehlt eigentlich selten. (In dieser Annahme gleicht Groens Schilderung der klassischen Arbeit von Bibring aus den Jahren 1952/53, in der gerade solche Ohnmachtserlebnisse als auslösend für die depressive Psychodynamik angesehen werden.) Wie es im Detail auch aussieht, die meisten Patienten kommen durch einen psychischen Konflikt in einen Zustand von Lebensunsicherheit, Enttäuschung und Niedergeschlagenheit, wenden sich an einen Arzt und bieten ihm eine körperliche Beschwerde an. Groen meint, daß dieser erste Kontakt mit dem Arzt meist noch gar nicht das spätere Krankheitsbild darstelle, sondern insgesamt sehr variabel sei. Keine der zu diesem Zeitpunkt vorgebrachten Beschwerden ist spezifisch für ein späteres chronisches Schmerzsyndrom, wie sich das Syndrom des psychogenen Schmerzes selbst auch an jedem beliebigen Teil des Körpers manifestieren kann.

Arzt-Patient-Beziehung

Die Arzt-Patient-Beziehung erscheint von großer Wichtigkeit und ist sicher ein wesentlicher Faktor für die bis heute überwiegende Tendenz zur Chronifizierung. Die Patienten suchen den Arzt auf, erwarten von ihm Besserung und werden auch vom Arzt im besten Sinne getröstet. Läßt die Heilung auf sich warten, dann wird aus der anfänglich vertrauensvollen und durchaus idealisierenden Haltung des Patienten dem Arzt gegenüber zunehmend eine mißtrauische und enttäuschte. Der Patient wechselt zum ersten Mal den Arzt, Hoffnung und Enttäuschung wiederholen sich. Er geht zum Spezialisten, er geht in die Spezialklinik. Immer wieder wechseln Hoffnung und Enttäuschung in charakteristischer Weise miteinander ab. Die Wünsche an die Ärzte sind immer die gleichen: es soll etwas „Eingreifendes" geschehen, die Schmerzen seien nicht mehr zum Aushalten, für das Ziel der Schmerzfreiheit sei man bereit, alles zu erdulden und auch alles zu zahlen. Dabei fällt auf, daß die Patienten in charakteristischer Weise *„harte" und „eingreifende" Therapiemaßnahmen bevorzugen.* Sie sind zu jeder Roßkur, jeder Akupunktur und jeder Massage, Streckung, Aufhängung und u. a. zu jedem operativen Eingriff bereit.

Die meisten dieser Patienten werden trotz fragwürdiger Befunde mehrfach operiert, so daß es , was die Genese des Schmerzes angeht, am Ende manchmal kaum möglich ist, zwischen den Folgen der Operationen und dem ursprünglichen Schmerzsyndrom zu differenzieren. Blumer u. Heilbronn (1982), deren sehr gründliche Untersuchungen an über 900 Patienten weitgehend die von Groen anhand viel kleinerer Patientzahlen konzipierten klinischen Beschreibungen bestätigen, formulieren die charakteristische Abwehr psychischer Konflikte mit dem Satz: „Mein einziges Problem ist mein Schmerz", oder andersherum: „Wenn die Schmerzen nicht wären, wäre alles in Ordnung" (S. 391). Blumer u. Heilbronn betonen auch den charakteristischen und für den Krankheitsverlauf so verhängnisvollen Wunsch der Patienten nach einer chirurgischen Lösung ihrer psychischen Probleme. „Das ganze Elend dieser Patienten ist auf den Schmerz fokussiert und diesen wollen sie durch welches Mittel auch immer beseitigt wissen" (S. 386). Es wird deutlich, daß hier eine große Kraft und ein starker emotionaler Druck von seiten der Patienten auf die Ärzte entsteht, der es bewirkt, daß auch kritische Kollegen fragwürdige Versprechungen machen und in diesen Fällen kaum indizierte Methoden anwenden. Es ist nicht falsch, wenn man sagt, daß diese Patienten die Ärzte zu einem bestimmten Verhalten verführen und später, bei ausbleibendem Erfolg, versteckt oder offen mit Vorwürfen arbeiten und Schuldgefühle induzieren. Vielleicht ist es das erstaunlichste an diesen Vorgängen, daß die Patienten, obwohl nach mehrjährigem Verlauf allen Beteiligten klar ist, daß es sich um psychogene Schmerzen handelt, weiterhin so behandelt werden, als ob eine organische Ursache vorläge. Es sieht so aus, als ob nach einiger Zeit weder Arzt noch Patient aus diesem Circulus vitiosus aussteigen könnten. Der auch iatrogene Medikamentenabusus vieler Patienten sei nur am Rande erwähnt.

Dieser vitiöse Zirkel läßt sich allerdings als Interaktionsverhalten gut beschreiben und auch auflösen. In jedem Arzt besteht ein Kompetenzanspruch, der nur zu oft so aussieht, daß der Arzt meint, er müsse *jedem* Patienten helfen, der zu ihm kommt. Dieser Kompetenzanspruch verschränkt sich in verhängnisvoller Weise mit der sehr dringlichen Forderung des Patienten: „Es muß mir um jeden Preis geholfen werden." Da die Symptomwahl des Patienten konformistisch ist („Hier tut es weh"), wird der Arzt verleitet, ausschließlich im Rahmen seiner diagnostischen Modelle zu denken („Schmerz hat eine Ursache, die Ursache muß aufzufinden sein"). Leider wird dabei oft übersehen, daß hinter dem Schmerz ein unbewußtes Motiv stehen kann und kein Gewebsschaden vorliegen muß. Solange im Arzt eine Vorstellung besteht, daß er aufgrund seiner Kunst jeden Schmerz, den ihm der Patient klagt, beherrschbar machen müsse, solange bleibt er durch die Forderung des Patienten erpreßbar. Das Aufbrechen des Zirkels ist nur auf einem einzigen Wege möglich, nämlich dem so einfach erscheinenden, daß der Arzt frühzeitig während seiner Suche und Abklärung auch an die Möglichkeit einer Psychogenese denkt. Der Patient seinerseits läßt sich aber auch dann nur höchst ungern an uns verweisen, denn er fühlt sich ja krank und „hat es nicht im Kopf". Und selbst, wenn es gelingt, den Patienten etwa in eine psychosomatische Klinik zu leiten, ist es wiederum nur eine sehr kleine Gruppe, die wirklich in der Lage ist, auf die Möglichkeiten der Psychotherapie einzugehen und von ihr zu profitieren.

Psychotherapie

Die Psychotherapie dieser Patienten selbst ist mit besonderen Problemen behaftet. Sicher reichen die Methoden der psychoanalytisch orientierten Psychotherapie allein nur bei einer Minderzahl dieser Patienten aus. Die Autoren, die u. a. Lernprozesse bei der Entstehung des Krankheitsbildes betont haben, setzen dementsprechend auch auf verhaltenstherapeutische Interventionen zur Beeinflussung des Krankheitsverhaltens (Fordyce 1978). Unsere eigenen, bisher noch begrenzten therapeutischen Beobachtungen entsprechen noch am ehesten denen so erfahrener Autoren wie Roy u. Tunks (1982), die nachdrücklich die Kombination eines körperlichen Zugangs (Massagen, Bäder, Wärme, Gymnastik) mit einer sehr subtilen psychodynamisch orientierten Psychotherapie vertreten. Wenn man sich klarmacht, wie schwer es den Patienten fällt, ihr Symptom aufzugeben, dann ist es möglicherweise der sinnvollste Zugang, wenn man einerseits das Symptom durch eine entsprechende körperlich orientierte „verwöhnende" Behandlung akzeptiert und es gleichzeitig psychotherapeutisch überflüssig zu machen sucht. Auf diese Weise wird die Therapie nicht zu einem Vorgang, den der Patient als eine unbewußte „Beraubung" seiner Schmerzen, die er bewußt so gerne los wäre, empfindet. Es muß jedoch deutlich festgehalten werden, daß sich die Psychotherapie bei diesem Patienten zur Zeit noch immer sowohl als Methode und noch mehr hinsichtlich der Versorgungslage in einer höchst unbefriedigenden Situation befindet.

Differentialdiagnose

Die unbefriedigende Prognose des Syndroms ist jedoch kein Problem der *Diagnose*. Differentialdiagnostisch muß, nachdem organische Ursachen ausgeschlossen wurden, an die Möglichkeit psychotisch-depressiver oder schizophren-wahnhafter Psychosen gedacht werden, bei denen solche Zustände seit langem bekannt sind. Die hypochondrische Beschwerde ist durch ihren stärkeren Befürchtungscharakter vom Schmerzsyndrom mit seiner Gewißheit relativ gut abzugrenzen, obwohl es auch hier Überschneidungen gibt. Bei nach mehrjährigem Verlauf bereits eingetretener Chronifizierung ist allerdings die richtige Diagnose für den Fachmann auf Anhieb zu stellen.

Schmerzentstehung

Wie kann man sich die Genese und Erhaltung des psychogenen Schmerzes vorstellen? Es erscheint sinnvoll, die Unterscheidung von primären und sekundärem Krankheitsgewinn auch auf den Schmerz anzuwenden. Nach Pinsky (1975) liegt der primäre Krankheitsgewinn des Schmerzpatienten in der durch das Symptom gewonnenen Freiheit von Angst und inneren Konflikten. Solange es weh tut, gibt es keine Probleme und Ängste, sondern nur Schmerzen. Der sekundäre Gewinn bestände in den praktischen Vorteilen, die der Patient durch Manipulation der Schmerzerfahrung gewinnt, z. B. die feste Einbindung des Partners in einer abhängigen Position. Der primäre Krankheitsgewinn, den man in der Formel „lieber Schmerz als Ängste" verdichten kann, entspräche der alten These von Weiss (1933), daß der körperliche Schmerz an die Stelle des seelischen träte, weil er paradoxerweise der erträglichere ist. Pathodynamisch handelt es sich dabei um den von Freud (1894) beschriebenen Konversionsmechanismus: ein psychischer Konflikt wird in ein körperliches Symptom konvertiert. Dabei handelt es sich um einen unbewußten Vorgang. Wie schon ausgeführt, bietet unsere gesamte menschliche Entwicklung ein breites Feld zum Einüben der Assoziation zwischen emotionaler Not und körperlichem Schmerz.

Im Prinzip ebenfalls auf dem Konversionsmechanismus basieren die Überlegungen, die den Schmerz als Konversion einer depressiven Grunddynamik ins Körperliche auffassen. Die Autoren, die hierzu tendieren, stellen zahlenmäßig die größte Gruppe in der aktuellen Diskussion dar. Für eine solche Auffassung spricht schon, daß Patienten mit chronischen Schmerzen darüber hinaus am häufigsten zu depressiven Verstimmungen neigen. Im Rahmen einer depressiven Dynamik kann der Schmerz offensichtlich für mehrere Teilkonflikte eintreten: a) Er kann z. B. die Ängste vor Verlusten mildern, die beim depressiven Menschen eine entscheidende Rolle spielen, b) er kann durch seinen Sühnecharakter – als fiktive Strafe – die Schuldgefühle erträglicher machen, die den Depressiven quälen, und c) er kann vom Selbstvorwurf der Aggression entlasten, denn wenn es mir wehtut – so lautet der emotionale Syllogismus –, kann ich selbst dem anderen keinen Schmerz zugefügt haben. Weitere Aspekte ließen sich hinzufügen. Osmond et al. (1985) fanden, daß depressive Patienten, die auch weitgehende Erfahrungen mit körperlichen Schmerzen hatten, vor eine fiktive Wahl gestellt, fast ausnahmslos die depressive Verstimmung als unerträglicher und quälender als den körperlichen Schmerz einschätzten. Insbesondere psychiatrische Autoren neigen dazu, chronische Schmerzsyndrome als „maskierte Depressionen" aufzufassen (Kielholz 1969). Sicher liegt wohl jene „symptom-sign-dissociation" vor, die als charakteristisch für dieses Syndrom gilt. Ich bin jedoch der Ansicht, daß man diesen von der depressiven Verstimmung ausgehenden Erklärungstyp nicht unbedingt vom Konversionsmechanismus abgrenzen muß. Bei einer weiteren Fassung des Konversionsbegriffs (Hoffmann u. Egle 1984) wird man im Rahmen des psychogenen Schmerzsyndroms z. T. unbewußte Symbolisierungen finden, wie sie von der hysterischen Konversion am bekanntesten sind. Gleichzeitig kann auch ein einfacherer Mechanismus angenommen werden, in dem Sinne, daß unerträgliche Schuld- und Anstgefühle verdrängt und auf den Körper verschoben werden, wo sie sich dann dauerhaft etablieren (diese Ansicht wurde zum ersten Mal von Hart 1947 geäußert). Blumer u. Heilbronn (1982) resümieren:

„Chronischer Schmerz ist dann der somatische Ausdruck eines ungelösten psychischen Schmerzes. Schmerz kommt vom Schmerz, und dies erscheint die wissenschaftstheoretisch sparsamste Erklärung" (S. 385). Das wäre noch einmal die These von der Umwandlung von Seelenschmerz in Körperschmerz, wie sie Weiss vor über 50 Jahren zuerst formuliert hatte. Es sei allerdings zur Frage der Beziehung von Depression und psychogenem Schmerzsyndrom darauf hingewiesen, daß diese nach neueren Studien (Pilowsky u. Bassett 1982; Kramlinger et al. 1983, Linton u. Götestam 1985) in ihrer Bedeutung nicht überschätzt werden sollte.

Engel, dessen Analyse des Schmerzphänomens eingangs referiert wurde, hat auch den kommunikativen Aspekt in der Entstehung und Erhaltung von Schmerzen betont. Schmerz ist ein Signal für die Umwelt, die Umwelt reagiert, die Reaktion läßt nach, das Signal muß wiederholt werden usw. Dies ist der Ansatzpunkt u. a. der lerntheoretischen und verhaltenstherapeutischen Überlegungen, die sich mit der Modifikation gerade von Schmerzverhalten befassen. Der chronisch Schmerzkranke ist in dieser Interpretation ein Patient, dessen Krankheitsverhalten sich verselbständigt hat. Die existentielle Krise schließlich, für die der Schmerz Ausdruck sein kann, ist u. a. von Phänomenologen betont worden, für die stellvertretend Buytendijk (1958) erwähnt werden soll.

Literatur

Beecher HK (1963) Anästhesiologie. Med Prisma 4

Bibring E (1952/53) Das Problem der Depression. Psyche (Stuttg) 6:81–10

Blumer D, Heilbronn M (1982) Chronic pain as a variant of depressive disease. The pain-prone disorder. J Nerv Ment Dis 170:381–406

Buytendijk FJJ (1958) Über den Schmerz. In: Buytendijk FJJ (Hrsg) Das Menschliche – Wege zu seinem Verständnis. Köhler, Stuttgart, S 150–169

Engel GL (1959) „Psychogenic" pain and the pain-prone patient. Am J Med 26:899–918

Fordyce WE (1978) Learning processes in pain. In: Sternbach RA (ed) The psychology of pain. Raven, New York, pp 49–72

Freud S (1894) Die Abwehr-Neuropsychosen. Fischer, Frankfurt (Gesammelte Werke, Bd 1, S 57–74)

Groen JJ (1984) Das Syndrom des sogenannten „unbehandelbaren Schmerzes". Psychother Psychosom Med Psychol 34:27–32

Hart H (1947) Displacement guilt and pain. Psychoanal Rev 34:259–272

Hebb DO ([1]1958, dt. 1967) Einführung in die moderne Psychologie. Beltz, Weinheim

Hoffmann SO, Egle UT (1984) Zum Beitrag von J. J. Groen über das psychogene Schmerzsyndrom – zugleich ein Plädoyer für die Erweiterung des Konversionsbegriffs. Psychother Psychosom Med Psychol 34:25–26

Kielholz P (1969) Klassifizierung der depressiven Verstimmungszustände. In: Hippius H, Selbach H (Hrsg) Das depressive Syndrom. Urban & Schwarzenberg, München Berlin Wien, S 341–352

Kramlinger KG, Swanson DW, Maruta T (1983) Are patients with chronic pain depressed? Am J
  Psychiatry 140:747–749
Linton SJ, Götestam KG (1985) Relations between pain, anxiety, mood and muscle tension in
  chronic pain patients. Psychother Psychosom 43:90–95
Melzack R (1973) The puzzle of pain. Penguin, Harmondsworth
Osmond H, Mullaly R, Bisbee C (1985) Mood pain – a comparative study of clinical pain and
  depression. J Orthomol Psychiatry 14:5–12
Pilowsky I, Bassett DL (1982) Pain and depression. Br J Psychiatry 141:30–36
Pinsky JJ (1975) Psychodynamics and psychotherapy in the treatment of patients with chronic
  intractable pain. In: Crue BL (ed) Pain: Research and treatment. Academic Press, New York,
  pp 382–401
Roy R, Tunks E (1982) Chronic pain. Williams & Wilkins, Baltimore London
Weisenberg M (ed) (1975) Pain: Clinical and experimental perspectives. Mosbey, St. Louis, pp 6
Weiss E (1933) Körperschmerz und Seelenschmerz. Int Z Psa 19:117–129

Das Münchhausen-Syndrom –
Pseudologen als professionelle Patienten

K. F. Masuhr

Während zu Hippokrates' Zeiten die Ärzte umherwanderten, pendeln in neuerer Zeit Patienten von Arzt zu Arzt. Weizsäcker (1925) prägte den Begriff der „Wanderpatienten", die ständig den Arzt wechseln. Asher (1951) benannte die „Krankenhauswanderer" (March 1954), deren Beschwerdeangaben ebenso dramatisch wie unglaubwürdig klingen, nach dem Freiherrn v. Münchhausen. Die angelsächsische Literatur weist fast 200 kurze, meist humorvolle Fallbeschreibungen auf (Pankratz 1981), die Ärzte vor der Täuschung durch phantastische Pseudologen (Frankel 1951) bewahren sollen. Im deutschsprachigen Raum gibt es nur wenige Publikationen über das Münchhausen-Syndrom (Pflanz 1961; Doepfmer et al. 1961; Schmauss et al. 1963; Zimmermann 1966; Straub 1973; Plassmann et al. 1985).

Nach Pflanz, der das typische Verhalten der Münchhausen-Patienten beschrieb, reisen sie von Klinik zu Klinik und erscheinen dort meist spät abends oder in der Mittagszeit. Ihre Angaben zur Vorgeschichte sind zunächst durchaus glaubhaft. Man entdeckt aus einer Vielzahl von Narben nur unerhebliche Einzelbefunde. Die Patienten dulden anfangs Eingriffe, die sie später unwillig ablehnen. Es kommt dann zu Auseinandersetzungen mit Schwestern und Patienten, bis die Krankenhauswanderer oft „gegen ärztlichen Rat" die Klinik verlassen. Sie reisen im Taxi oder per Bahn, neuerdings auch im Jet. Um sie dem nächstbehandelnden Arzt kenntlich zu machen, wurden Tätowierungen und Bildergalerien vorgeschlagen (Pflanz 1961).

Während Asher (1951) bei seinem Münchhausen-Syndrom noch 3 Varianten unterschied – den abdominellen Typ mit häufigen Operationen, den hämorrhagischen Typ mit Blutungen (u. a. aus Lunge und Darm) und den neurologischen Typ mit Kopfschmerzattacken und psychogenen Anfällen –, fügte Chapmann (1957) 2 weitere Varianten hinzu: den kutanen und den kardialen Typ. Jede Typologie bleibt aber unvollkommen, da sie nur besagt, daß diese Patienten sich mit allen nur erdenklichen Beschwerden in Kliniken verschiedener Fachrichtungen begeben. Nach Plassmann et al. (1985) gibt es in der Literatur ca. 500 Publikationen über artifizielle Erkrankungen; aber nicht jeder Hautartefakt wird zum Münchhausen-Syndrom gerechnet. Hierzu zählen eher eigenwillige „Selbstbehandlungen" bis zum Insulinschock, die Hypoglycaemia factitia (Nordemann 1960), Anämien durch heimliche Aderlässe oder Hämatome und Blutungen durch Cumarinabusus (Doepfmer et al. 1961; Straub 1973) oder auch akute Nierenerkrankungen, die durch Versetzen des Urins mit Blut oder Nierensteinen vorgetäuscht werden (Meadow 1977). Rabe (1980) sowie Kütemeyer u. Schultz (1985) haben über weitere rätselhafte Notfälle der Intensivmedizin berichtet: Patienten mit hysterischen Anfällen wiesen lichtstarre Pupillen auf, die sie selbst durch Applikation eines mitgebrachten Mydriatikums erweitert hatten. Die vorgetäuschten Symptome, darunter artifiziell verzögerte Wundheilungen oder gasbrandähnliche Infektionen, z. B. durch Einspritzungen von Luft oder Wasser, Abschnürungen von Gliedmaßen und ähnliche Manipulationen, ziehen eine aufwendige Diagnostik und nicht selten eingehende chirurgische Interventionen nach sich, wie z. B. Amputation, Laparotomie, Nephrektomie, Tubenligatur oder Lobotomie (Pflanz 1961).

Psychopathologie

Angefangen von Psychopathie, Charakterneurose, Soziopathie, Simulation, Hysterie und Masochismus über schizophrene Psychosen bis zur Borderlinestruktur mit vorherrschenden Spaltungs-, Verleugnungs- und Projektionsprozessen wurde fast die gesamte psychopathologische Klassifikation bemüht, um das Münchhausen-Syndrom einzuordnen. Plassmann et al. (1985), die die Borderlinestruktur im Münchhausen-Syndrom wieder erkannten, betonen, daß die Identität dieser Patienten psychisch und sozial gespalten sei; wechselnde Rollen würden innerlich eingenommen und nach außen agiert. Die Autoren schlugen den Begriff „Mimikrypatienten" für Kranke mit Artefakten vor. Beck (1977) kreierte das „Koryphäenkillersyndrom" zur Kennzeichnung einer Trias von diffusen chronischen Schmerzzuständen ohne adäquate Diagnose oder Therapie im Rahmen einer pathologischen Arzt-Patient-Beziehung. Es bleibt zu fragen, ob das Münchhausen-Syndrom einer bestimmten Krankheit zuzuordnen ist oder ob es sich nicht vielmehr um Pseudokrankheiten (Stern 1980), d. h. um „pseudopathische" Phänomene und Syndrome handelt, die von der naturwissenschaftlichen Medizin nicht definiert werden können. Im folgenden soll diese Frage anhand einer eigenen Beobachtung überprüft werden.

Falldarstellung

Die jetzt 45jährige Gerda C., geboren am 18. 5. 1940 (KB-Nr. 71/117), die seit mehr als 20 Jahren von Klinik zu Klinik reisend als (nichtzahlende) Privatpatientin und Krankenschwester auftritt, unterzog sich während zahlloser Krankenhausaufenthalte mehr als 30 abdominellen Operationen. Sie ist ohne festen Wohnsitz, erwerbslos und geschieden. Sie wechselt nicht nur ständig den Aufenthalt, sondern auch ihre Identität. Bei den Krankenhausaufnahmen gibt sie 4 verschiedene Namen an. Dennoch lassen sich durch Nachfragen und Querverweise in angeforderten Behandlungsberichten von 1965-1975 fast lückenlos mehr als 100 Krankenhausaufenthalte dokumentieren. 1965 wurde Gerda C. unter dem Verdacht auf eine Extrauteringravidität 4mal mit negativem Resultat operiert. 1966 sind unter derselben Verdachtsdiagnose 5 weitere Laparotomien vorgenommen worden, innerhalb von 2 Jahren also insgesamt 9 negative Explorationen.

13 Douglas-Punktionen gingen diesen Interventionen voraus. Im Jahr 1965 hatten die operationsfreien Intervalle noch mindestens 4 Wochen betragen. Im Juli 1969 erfolgten mit dem kürzesten operationsfreien Intervall von 10 Tagen 2 Laparotomien, am 11. und 22. 7. Die durchschnittliche Verweildauer betrug ebenfalls 10 Tage. Die 40mal gestellte Diagnose „Ileus" führte in jeder 2. von ihr besuchten chirurgischen Klinik zur Operatin. Die meisten Laparotomien erfolgten jeweils am Aufnahmetag. Es handelte sich um Notfalleingriffe, nachdem Gerda C. während einer Eisenbahnfahrt „kollabiert" war. Aber auch der Entlassungsmodus ist aufschlußreich:

43mal wurde Gerda C. vorzeitig entlassen, 26mal auf eigenen Wunsch und 17mal ausdrücklich gegen ärztlichen Rat. Die Konsequenz war, daß die Patientin Kliniken der nächsten Umgebung aufsuchte oder in Universitätsstädte entlang der großen Bahnlinien durch die Bundesrepublik und die Schweiz, nach Österreich und Holland fuhr.

Höhepunkte der chirurgischen Eingriffe waren das Anlegen einer Dickdarmfistel (1970), die Erweiterung dieser Fistel zum Anus praeter naturalis (1970), seine Rückverlegung (1971), die Kolektomie und das erneute Anlegen eines Anus praeter (1974).

Obwohl Krankenkassen, Gesundheitsämter, ein Regierungspräsidium und v. a. die vorbehandelnden Ärzte vor neuen klinischen Behandlungen und Eingriffen warnen, kommt es immer wieder zu diagnostischen und therapeutischen Maßnahmen, die in ihrer Vielzahl ebenso gleichförmig sind wie die Beschwerdeangaben. Plötzlich aufgetretene abdominelle Schmerzen, rechts oder links, Abwehrspannung, vermehrte oder verminderte Darmperistaltik sind ständig wiederkehrende diagnostische Daten. An 2. Stelle stehen dramatische Anfallsereignisse. Der Anfall signalisiert einen Notfall, der Notfall sofortiges Eingreifen, d. h. einen Eingriff. Der Ausdrucksgehalt übersteigerter Gestik und Mimik, besonders im Verlauf eines großen hysterischen Anfalls, täuscht dem Diagnostiker eine Notfallsituation vor, sobald Leidenschaft und Schmerz miteinander verwechselt werden. Der professionelle Patient stellt gleichsam Diagnose und Operationsindikation selbst.

17 von 100 Ärzten beobachteten an Gerda C. verschiedenartige psychopathologische Symptome: 11mal wurde die Patientin als schwierig oder renitent bezeichnet, ebenso oft registrierte oder vermutete man „unklare, wahrscheinlich psychogene Anfälle", 9 Ärzte gaben an, von Gerda C. vorsätzlich getäuscht worden zu sein, 4mal wurde ihr „Krankenhausbetrug" vorgeworden; 4mal kam sie in mehrwöchige Haft; einige Chirurgen diagnostizierten „Artefakte", u. a. eine künstlich verzögerte Wundheilung; 5mal erhob sich der Verdacht auf Morphinabhängigkeit; in 8 Kliniken verabfolgte man ihr dagegen Morphinpräparate.

Die Krankengeschichte wird durch Fürsorgeakten und Video-Aufnahmen ergänzt. Vor dem Hintergrund dieser Daten lassen sich die subjektiven Angaben zur Krankengeschichte besser verstehen:

Während der stationären Aufnahme am 24. März 1971, als wir Gerda C. zum 1. Mal in der Universitätsklinik Heidelberg begegnen, fällt die zierliche Patientin sogleich durch ihre Beredsamkeit auf, mit der sie sich auf die Untersuchungssituation einspielt und eine unglaubliche Fülle von Beschwerden schildert. Sie leide u. a. unter Angstgefühlen, Hitzewallungen, Ohnmachten, Schlaflosigkeit,

Reizbarkeit, Unruhe, Selbstmordabsichten, Erröten, Zittern, Schwindel, Appetitlosigkeit, Durst, Erbrechen, Völlegefühl, Durchfällen, Leibschmerzen, Gewichtsabnahme, Blutungen aus dem Anus praeter naturalis – und sie sei im 3. Monat schwanger. Plötzlich verfärbt sie sich rot im Gesicht, geht grimmassierend auf und ab, beißt sich auf die herausgestreckte Zunge, legt sich auf ein Bett, um sich sofort hoch aufzubäumen und gestikuliert hyperventilierend. Dabei ist sie ansprechbar. Nach einer halben Stunde ist dieser große psychogene Anfall abgeklungen. Die neurologische Untersuchung und das EEG ergeben keinen pathologischen Befund. Auffällig sind die zahllosen abdominellen Narben.

Während Gerda C. auf mehrere Einstichstellen am rechten Oberschenkel deutet, berichtet sie, daß sie morphinsüchtig sei. Ein Krankenpfleger habe sie zu Dolantinmißbrauch verführt.

Ihre Biographie ist die Geschichte einer immerwährenden Verführung und beginnt dramatisch: Gerda berichtet, daß sie während eines Fliegerangriffs am 18. Mai 1940 geboren worden sei. Fünf ältere Geschwister hätten, wie der Vater, der Maurer war, einen handwerklichen Beruf erlernt; der jüngste Bruder sei im 18. Lebensjahr tödlich verunglückt. Sie selbst sei bei den Großeltern aufgewachsen, die ein Schaustellergewerbe betrieben hätten. Als Kind habe sie sich immer einen Vater gewünscht, der Vater sei jedoch 10 Jahre lang in Krieg und Gefangenschaft gewesen. Ihre Mutter habe als Reinmachefrau den Lebensunterhalt für die Familie verdienen müssen. Als der Vater 1950 aus der Gefangenschaft heimgekehrt sei, habe er sie häufig geschlagen und ihre harmlosen Spiele untersagt. Damals sei das „Kinderkriegen" als Hauptproblem aufgetaucht. Sie habe gemeint, daß die Kinder aus dem Nabel herauskämen. Ihr Cousin habe sie einmal am Nabel untersuchen wollen und sie dabei mit einem Schleifstahl derart verletzt, daß man ihr im Krankenhaus den Nabel habe entfernen müssen. Wenig später sei ihr Vater an Herzschwäche gestorben. Sein Tod habe sie nicht bewegt; denn als sie 14 Jahre alt gewesen sei, habe der Vater sie vergewaltigt. Anschließend habe er ihr gedroht, sie umzubringen, wenn sie ihn verrate. In der Schule habe sie die Gewalttat immer wieder vor Augen gehabt und nachts davon geträumt. Der Vater habe nicht nur die Kinder, sondern auch die Mutter geschlagen. Für die Mutter empfinde sie aber auch kein Mitleid, weil diese sie wegen eines „Abortus criminalis" angezeigt und für 2 Monate ins Gefängnis gebracht habe.

Eigentlich habe sie Ordensschwester werden oder auch Musik studieren wollen und deshalb das Abitur abgelegt; schließlich sei sie Krankenschwester geworden. Nach einem Faschingsfest 1968 habe sie ein junger österreichischer Chirurg verführt. Sie zeigt die Fotografie eines 3jährigen Mädchens vor, das sie Sonja nennt. Die Tochter ist jedoch phantasiert, der fragliche Geburtstermin (19. 4. 1969) frei erfunden; denn zu dieser Zeit reiste Gerda C., wie aus 2 Krankenblättern zu erfahren war, im Zug von Rotterdam nach Basel. Alle Untersuchungsergebnisse sprachen gegen eine Schwangerschaft. Ein Gynäkologe hatte im Krankenblatt eine „Neigung zum Fabulieren" vermerkt und kam damit der richtigen Diagnose so nah wie ein Nervenarzt, der im allerersten Behandlungsbericht 20 Jahre zuvor eine „gewisse Pseudologie" vermerkt hatte.

Psychodynamik

Die Pseudologia phantastica wurde von Delbrück (1891) als „Zwitter von Lüge und Selbstbetrug" bezeichnet. Van der Schaar (1964) und Henseler (1968) untersuchten die Dynamik der Pseudologie. Nach van der Schaar löse sich der Widerspruch des Selbstbetrugs, wenn man den Pseudologen als einen externalisierten Menschen interpretiere, der sich – wie der Süchtige – durch eine Form der inneren Leere und eine Schwäche der intentionalen Akte kennzeichnen lasse, der sich nur geborgen fühle, wenn er zu einer Resonanz bei einem anderen Menschen gelangen könne. Er imponiere durch ein selbstsicheres und suggestives Auftreten, wähle sein Opfer und treffe dies an seiner schwachen Stelle. Er sei jedoch weder zu einer intrapsychischen Verarbeitung von Problemen noch zu kritischem Zweifel fähig. Bei all seiner zwanghaften Struktur verschaffe ihm seine ausgeprägte Hyperthymie Energie und Dynamik.

Henseler schildert die Lügengeschichte einer 22jährigen Patientin, die in Heimen aufwuchs und als Stationshilfe in Krankenhäusern arbeitete. Sie gab an, von einer Ärztin erpreßt, mit Morphium gespritzt und sexuell mißbraucht worden zu sein. Alles dreht sich um eine verbotene Schwangerschaft und Abtreibung. Der deutlichste Hinweis für den erlebnisreaktiven Charakter des pseudologischen Verhaltens ist nach Henseler die Zentrierung um ein Grundthema: so habe die junge Frau ihre Schwängerung in abenteuerlicher Weise ständig neu belebt.

Grossesse nerveuse

Aus Gerdas Fürsorgeakte geht hervor, daß sie 11jährig in einem Heim untergebracht wurde und dort bis zum 22. Lebensjahr blieb. Dem Beobachtungsbogen des Heimes ist zu entnehmen, daß die Erziehung im Elternhaus versagt und Gerda einen Hang zum Lügen und Stehlen entwickelt habe. Wegen fehlender Mitarbeit seien ihre Schulleistungen mangelhaft gewesen. Als 15jährige habe sie erstmals wahrheitswidrig behauptet, schwanger zu sein. Bei der 20jährigen wird erneut eine Schwangerschaftsverdachtsdiagnose gestellt, die sich wiederum nicht bestätigt. Zwei Jahre später kommt Gerda in verschiedene Krankenhäuser, zunächst als Stationshilfe, später als Dauerpatientin. Die Grossesse nerveuse wird ihr Grundthema; 25mal wird sie deshalb gynäkologisch behandelt und in Frauenkliniken 22mal operiert.

Simmel (1926) sah im Doktorspiel der frühen Kindheit einen Raum für verbotene Schwangerschaftsphantasien. Die dabei verwendeten Instrumente seien ziemlich sadistische Penisäquivalente: Stethoskope, Thermometer, Klistierspritzen und Skalpelle. Im Sinne des Wiederholungszwangs werde das Doktorspiel offenbar immer erneut lustvoll erlebt, weil das Kind in die Rolle des Erwachsenen, des Arztes, schlüpfen könne, der alle Lustmechanismen betätigen dürfe, die dem Kind verboten seien, und wisse, woher die Kinder kommen.

Menninger (1934) verfaßte vor mehr als 50 Jahren einen Aufsatz über „Operationssucht". Er berichtete über eine junge Frau mit unstillbarem Kinderwunsch, die von der infantilen Theorie ausgegangen sei, daß Kinder durch die Bauchdekken hindurch geboren würden. Innerhalb von 13 Jahren wurde diese Frau 13mal operiert. Sie hatte der Einfachheit halber ihren Chirurgen geheiratet.

Bursten u. West-Haven (1965) meinen, daß der Münchhausen-Patient arztähnlich sein wolle. Ford (1973) fand in den Krankengeschichten seiner Münchhausen-Patienten häufig sadistisch-ablehnendes Elternverhalten. Plassmann et al. (1985) stellten die Hypothese auf, daß Patienten, die sich selbst verletzten, früher mißhandelte Kinder waren. In diesem Zusammenhang ist eine besondere Spielart des Münchhausen-Syndroms, das „Munchhausen by proxy" zu erwähnen. Dabei handelt es sich z. B. um Mütter, die dem Urin ihrer Kinder Blut und Fäkalien beimischen, um Nierenerkrankungen vorzutäuschen (Meadow 1977).

Prognose der „Pseudopathie"

Die Prognose des Münchhausen-Syndroms ist nicht günstig, u. a. wenn der Patient von Ärzten abhängig geworden ist. Die suchtähnliche pseudopathische Situation ist nicht als individuelles Kranksein zu verstehen. Sie spielt sich vielmehr *zwischen* Patient und Arzt ab. Zahlreiche aktivistische Vermeidungsarrangements führen zu einem letztlich psychotherapiefreien Zustand, so daß die ursprünglichen Ziele – zu heilen und geheilt zu werden – verfehlt werden. An die Stelle der Therapie tritt komplimentär zu dem Wanderverhalten der Münchhausen-Patienten zielloses Handeln. Nach Beck (1977) ist die pathologische Arzt-Patient-Beziehung durch eine initiale Idealisierung des Arztes charakterisiert, die alsbald in Ablehnung umschlägt. Studt (1981) sieht für psychosomatisch Kranke die Gefahr, daß sie trotz gewissenhafter medizinischer Differentialdiagnostik einer Operation statt einer Psychotherapie zugeführt werden, weil dem Chirurgen, der in Diagnostik und Therapie streng naturwissenschaftlich ausgerichtet sei, häufig seelisch schwer gestörte Patienten begegnen, deren Leiden nur neurosenpsychologisch zu klären sei. Während die Münchhausen-Syndrome recht selten seien, könne der Anteil sog. Operationskranker nicht gering sein, wenn man bedenke, daß psychisch Kranke doppelt so häufig große chirurgische Eingriffe und psychisch kranke Frauen 3mal häufiger große gynäkologische Operationen durchmachen müssen als gesunde Kontrollpersonen.

Es gibt nur einige wenige Berichte über erfolgreich verlaufene Therapien im Falle des Münchhausen-Syndroms, so der verhaltenstherapeutische Ansatz bei Yassa (1978) und die supportive Psychotherapie bei Ford (1973) und Stone (1977). Plassmann et al. (1985) haben einen detaillierten Bericht über den Behandlungsversuch einer „selbstgemachten Krankheit" vorgelegt und die typischen Probleme des Umgangs mit dem psychischen Vorgang der Verleugnung sowie die Gegenübertragungsprobleme dargestellt.

Gerda C., die trotz aller phantastischen Angaben bei der Rekonstruktion ihrer Krankengeschichte kooperiert, findet sich zwar zur Therapie bereit, gewöhnt sich aber nicht an ein Setting. Sie kommt oft unvermittelt in die Sprechstunde, um Analgetika zu erbitten. Werden ihr Medikamente verweigert, so erklärt sie: „Schön, dann sehen Sie mich morgen in der Pathologie wieder!" Einige Male nimmt sie an einer Gruppentherapie teil. Ihr Fazit ist ein Vers: „Ärzten, Patienten und Psychologen, allen wird mächtig was vorgelogen." Als sich wieder einmal der Verdacht auf eine Gravidität nicht bestätigt, verschenkt sie die mitgebrachte Babywäsche und reist ab. Sie gibt das Krankenhauswandern auf, tritt eine Stelle als Kellnerin an und heiratet einen drogenabhängigen jungen Mann. Als dieser das von ihr verdiente Geld für seinen eigenen Drogenkonsum beansprucht, läßt sie sich scheiden. Seither wandert sie wieder von Klinik zu Klinik.

Literatur

Asher R (1951) Munchhausen's Syndrome. Lancet I:339–341

Beck D (1977) Das Koryphäen-Killer-Syndrom. 9:303–307

Bursten B, West-Haven C (1965) On Munchhausen's syndrome. Arch Gen Psychiatry 13:261–268

Chapmann J (1957) Peregrinating problem patients, Munchausen's syndrome. JAMA 165:927–933

Delbrück A (1891) Die pathologische Lüge und die psychisch abnormen Schwindler. Enke, Stuttgart

Doepfmer R, Imdahl H, Möhring G (1961) Über das Münchhausen-Syndrom. Med Klin 28:1210–1213

Ford CV (1973) The Munchausen syndrome: A report of four new cases and a review of psychodynamic considerations. Psychiatry Med 4:31–45

Frankel E (1951) Munchausen's syndrome. Lancet I:911

Henseler H (1968) Zur Psychodynamik der Pseudologie. Nervenarzt 39:106–114

Kütemeyer M, Schultz U (1985) Status pseudoepilepticus (Vortrag 22. Arbeitstagung DKPM Bad Hersfeld, 28. 2. 85)

March H (1954) Menschenschicksale in Gutachten. Psyche (Stuttg) 7:711–720

Meadow R (1977) Munchausen syndrome by proxy: The hinterland of child abuse. Lancet II:343–345

Menninger KA (1934) Polysurgery and polysurgical addiction. Psychoanal Q 3:173–195

Nordemann A (1960) A new case of Munchhausen's syndrome. Clin Psychol Rev 1:67–78

Pankratz L (1981) A review of the Munchausen-Syndrome. Clin Psychol Rev 1:65– 78

Pflanz M (1961) Münchhausen-Syndrom. Deutsch Med Wschr 43:2323–2326

Plassmann R, Teising M, Freyberger H (1985) Psychotherapieerfahrungen bei artefiziellen Erkrankungen (Vortrag 22. Arbeitstagung DKPM, Bad Hersfeld, 28. 2. 85)

Rabe F (1980) Hysterische Dämmerzustände. Differentialdiagnose gegenüber Status psychomotoricus. In: Karbowski K (Hrsg) Status psychomotoricus und seine Differentialdiagnose. Huber, Bern, S 103

Simmel E (1926) The ,doctor game'. Illness and profession of medicine. Int J Psychoanal 7:470–483

Schaar PJ van der (1964) Dynamik der Pseudologie. Reinhard, München Basel

Schmauss AK, Ullrich H, Kallweit E (1963) Das Münchhausen-Syndrom als eine typische Form des Artefakts. Z Ärztl Fortb (Jena) 57:1163–1173

Stern T (1980) Munchausen's syndrome revisited. Psychosomatics 21:329–336

Stone MH (1977) Factitious illness'. Pathological findings and treatment recommendations. Bull Menninger Clin 41:239–254

Straub PW (1973) Internistische Krankheitsbilder durch Selbstmutilation. Schweiz Rundsch Med 62:215–218

Studt HH (1981) Der psychosomatisch Kranke in der Chirurgie. In: Jores A (Hrsg) Praktische Psychosomatik, 2. Aufl. Huber, Bern Stuttgart Wien, S 300–308

Weizsäcker V von (1925) Randbemerkungen über Aufgabe und Begriff der Nervenheilkunde. Dtsch Z Nervenheilkd 87:1–2

Yassa R (1978) Munchausen's syndrome: A successfully treated case. Psychosomatics 19:242–243

Zimmermann U (1966) Bemerkungen kasuistischer Beiträge zum Münchhausen-Syndrom. Dtsch Gesundheitswes 21:57–63

Status pseudoepilepticus

U. Schultz

Einleitung

Der Status pseudoepilepticus (SPE) gehört zu den wenigen Krankheiten, die fast regelmäßig fehldiagnostiziert werden. Dies mag nicht nur am bisher fehlenden Begriff oder an mangelnden epileptologischen Kenntnissen liegen; ein anderer Grund könnte auch sein, daß der „Emanzipationsprozeß" der Neurologie nach einem langen Ablösungsprozeß von innerer Medizin und Psychiatrie eng mit der Abspaltung des „Psychischen" verbunden war. Auch Sigmund Freud – ehemals anerkannter Neurologe – hatte 1932 folgenreiche Berührungsängste gegenüber der Neurologie geäußert: „Von solchen Untersuchungen mußte ich die Analytiker aus erziehlichen Gründen fernhalten, denn Innervation, Gefäßerweiterung, Nervenbahnen wären zu gefährliche Versuchungen für sie gewesen, sie hatten zu lernen, sich auf psychologische Denkweisen zu beschränken" (Zit. nach v. Weizsäcker 1954).

Dieser kleine Hinweis auf die schwierige „Adoleszenz" der Neurologie (Kütemeyer u. Schultz 1984; Schultz u. Kütemeyer 1986) mag ein wenig das Problem erhellen, das Neurologen und „Nervenärzte" mit einem SPE haben, der grenzüberschreitend Allgemeinärzte, Internisten, Anästhesisten, Intensivmediziner, Psychiater und manchmal auch Psychosomatiker beschäftigt. Konfrontiert bereits die Hysterie, bei der man objektiv nichts findet, jeden Arzt zwangsläufig mit den Grenzen des Wissens und bringt alle gesicherte Erkenntnis durcheinander, so gilt dies für den SPE ganz besonders.

Während man in den 60er Jahren feststellte, daß das „klassische Erscheinungsbild der Hysterie, nämlich der große hysterische Anfall, eine Seltenheit geworden" sei (de Boor 1965), läßt sich in den letzten Jahren eine Neubesinnung über Hysterie (Mentzos 1980; Israel 1983) und über hysterische Anfälle beobachten (Rabe 1970; Riley u. Roy 1982). Jedoch ist nicht bekannt, ob dies mit einer wiederkehrenden Häufung konversionsneurotischer Krankheitsbilder zu tun hat.

Nichtepileptische Anfälle bereiten noch heute große diagnostische und therapeutische Schwierigkeiten, weil

1) bisher kein klinisches Einzelmerkmal existiert, das allein eine diagnostische Zuordnung ermöglicht,
2) selbst ein konventionelles EEG die klinische Verdachtsdiagnose zwar unterstützen, nicht jedoch allein entscheiden kann (Scott 1982),
3) nur wenige Ärzte bisher integriert psychosomatisch – epileptologisch und psychotherapeutisch – ausgebildet sind.

Hundert Jahre nach Charcot (1874) hatte Trimble (1978) beobachtet, daß 15–25 min nach einem generalisierten tonisch-klonischen Anfall der Serumprolaktinspiegel signifikant gegenüber nichtepileptischen Anfällen erhöht ist, was man tierexperimentell nach elektrischer Reizung des mediobasalen Hypothalamus gefunden hatte. Nach videodokumentierter Differenzierung epileptischer Anfälle ließ sich dies bei generalisierten tonisch-klonischen Anfällen jedoch nur in 80 %, bei komplex-fokalen Anfällen in 43 % und bei einfach-fokalen Anfällen in 10 % nachweisen (Wyllie et al. 1984). Somit liegt auch laborchemisch kein unterscheidendes Merkmal vor, zumal noch unbekannt ist, wie häufig positive Prolaktinerhöhungen nach nichtepileptischen Anfällen zu erwarten sind.

Wegen der erheblichen iatrogenen Gefahren, denen die Patienten bei einer Fehldiagnose ausgesetzt sind, scheint es gerechtfertigt, auf eine von Charcot (1874) und später bei den Kriegsneurosen des 1. Weltkriegs beschriebene (Gaupp 1916) aber nicht so bezeichnete Anfallsform hinzuweisen: den Status nichtepileptischer Anfälle, früher gelegentlich auch Status hystericus, von uns bevorzugt Status pseudoepilepticus genannt.

Definition

Während im Status epilepticus convulsivus mehrere große Anfälle nacheinander auftreten, ohne daß der Kranke zwischendurch zu Bewußtsein kommt, sprechen wir von einem Status pseudoepilepticus, wenn nichtepileptische Anfälle mehr als eine Stunde anhalten oder einander folgen, ohne daß der Kranke ansprechbar ist, obwohl er nicht bewußtlos ist (Schultz u. Kütemeyer, im Druck). Dem Status fokaler epileptischer Anfälle phänomenologisch entsprechend können Patienten im Status lokalisierter pseudoepileptischer Anfälle gelegentlich auch ansprechbar sein.

Wegen der differentialdiagostischen Nähe zu den Epilepsien halten wir den Begriff „pseudoepileptisch" für angebrachter als den des „hysterischen" Anfalls, der auch nur eine Ausdrucksmöglichkeit der Hysterie ist, die begrifflich und nosologisch relativ unscharf, zuweilen stigmatisierend verwendet wird. Mißverständlich ist auch der im Angelsächsischen gebrauchte Begriff „pseudoseizures", weil es sich auch bei nichtepileptischen Anfällen immer um Anfälle und nicht um „Pseudoanfälle" handelt.

Methode und Patienten

Von 1981–1984 lernten wir 10 Patienten im Alter von 19–56 Jahren (x = 32 Jahre) kennen, darunter 3 Männer unter der fälschlichen Diagnose eines Status epilepticus, die in die erste Hilfe oder in die neurologische Abteilung als Notfälle eingewiesen worden waren. Ein SPE wurde dann diagnostiziert, wenn mehrere klinische Merkmale (s. Tabelle 1) für eine SPE-Diagnose sprachen und die direkte oder mit Video aufgezeichnete Anfallsanalyse auch nach Meinung der erfahrensten Epileptologen gegen einen Status epilepticus sprach. Die Patienten wurden durchschnittlich nach 27 Monaten (Range: 10–40 Monate) noch einmal unter-

Tabelle 1. Klinische Merkmale zur Unterscheidung eines Status epilepticus (convulsivus) von einem Status pseudoepilepticus

Merkmale	Status epilepticus	Status pseudoepilepticus
Beginn	plötzlich	allmählich – „einübend"
Verlauf	stereotyp	undulierend, regellos
Augenlider	meist geöffnet	meist geschlossen
Pupillen	lichtstarr	auf Licht reagierend (*cave:* Mydriatikum!)
Zungenbißlokalisation	immer lateral	Zungenspitze, -mitte oder multipel
Urin-/Stuhlabgang	häufig	selten
Zyanose	häufig	selten
Dauer des „einzelnen" Anfalls	kurz ($<$ 10 min)	lang
Anfallsmodifikation durch		
a) Verhalten	nicht durch Ansprache	meist durch Ansprache/ Nichtbeachten
b) Antiepileptika	selten resistent	resistent/Verschlimmerung
Postiktal	Verwirrtheit/Nachschlaf	meist wach/alert
Eindruck	furchterregend	szenisch-dramatisch mit Ausdruckscharakter

sucht; bei 2 Patienten war jedoch nur eine telefonische Katamnese möglich (s. Tabellen 2 und 3). Aus Platzgründen muß auf eine ausführlichere Darstellung der Psychodynamik verzichtet werden.

Kasuistik

Fallbeispiel 1

An einem Sonnabend wird uns aus einer Intensivstation von einem Neurologen eine Patientin mit einem therapieresistentem „Status epilepticus" überwiesen. Die Anfälle hatten bereits 10 Tage angedauert, unter intensivmedizinischer Therapie an Häufigkeit zugenommen und zu mehreren Verletzungen, u. a. zu einer Radiusfraktur geführt. Wir finden die Patientin nicht ansprechbar, mit Subklavia- und Blasenkatheter und einem Gipsverband am linken Arm heftig und unregelmäßig an allen 4 Extremitäten zuckend. Der Kopf ist dabei extrem nach rechts gewendet, begleitet von einer Blickdeviation nach rechts. Zwischendurch streckt sich der Körper tonisch – einen „arc de cercle" andeutend; Speichelfluß, Augen teils geöffnet, meist geschlossen. Zwischendurch sistiert die Atmung mit den Folgen einer Zyanose. Der Wechsel der Symptome weckt Verdacht – und als die Patientin die Prüfung der Pupillenreaktion durch Zusammenkneifen der Lider vereitelt, wird sicher, daß es sich nicht um einen epileptischen Anfall handelt. Die Anfälle enden nach der Bemerkung des herbeigeholten Chefarztes: „Jetzt ist es genug, wir haben Sie verstanden, Sie können jetzt aufhören." Die Patientin schlägt die Augen auf und beginnt mit kindlicher Stimme von sich zu erzählen, indem sie wiederholt den Arm des Chefarztes an sich zieht und streichelt. Obwohl einzelne hysterische Anfälle von etwa 20 min Dauer sich in den nächsten Tagen wiederholen, ist der Status auf diese scheinbar banale Weise unterbrochen.

Die 25jährige Arzthelferin litt seit ihrem 16. Lebensjahr unter hysterischen Anfällen mit häufigem Status. In den darauffolgenden 3 Jahren hatte sie mindestens 20 Krankenhausaufenthalte

Tabelle 2. Anamnestische Daten von 10 Patienten mit Status pseudoepilepticus

Fall	Alter	Ge-schlecht	Dauer des Status vor stationärer Aufnahme (h)	Status-erstmani-festation	Status-häufig-keit	Intervalldauer zwischen erstem hysteri-schem Anfall und Status pseudoepi-lepticus	Zusätzliche funktionelle Symptome	Zusätzliche Erkrankungen	Suizid-versuch	EEG
JW	36	w.	100	27	> 50	22 Jahre	Artifizielle Verletzungen	Anaemia factitia	+	o.B.
IW	56	w.	48	56	1	–	„Paraplegie" bei „MS", Rollstuhl-fahrerin	Analgetika-abusus	+	o.B.
M S	27	m.	12	27	1	3 Jahre	–	Polytoxiko-manie, Ulcus ventricali	+	–
CM	26	w.	240	17	> 100	–	–	–	+	–
RW	21	w.	12	21	10	8 Jahre	–	Dysraphische Zeichen	+	3–5/s ϑ- und δ-Gruppe
ML	29	w.	168	19	2	2 Jahre	–	–	–	–
G H	47	w.	3	47	1	–	–	–	–	–
TM	19	m.	3	19	1	–	–	–	–	–
GM	20	w.	1,5	20	3	1 Monat	Schwindel tetanische Anfälle Kontraktur der re. Hand	–	–	Photo-sensibel
M K	37	m.	1,5	36,5	20	–	Schwindel Sehstörungen sensomotor. „Hemiparese" links	Rezidiv; Lumbago	–	–

Tabelle 3. Katamnestische Daten von 10 Patienten mit Status pseudoepilepticus

	Katam-nese (Monate)	Intensiv-medizinische Behandlung	Dauer der Anfallsfreiheit nach stationärer Behandlung (Monate)	Auftreten hysterischer Anfälle	Auftreten Status pseudo-epilepticus
J W	40	+	5	+	+
I W	39	+	0,5	−	+
M S	39	+	?	+	+
C M	38	+	1	+	+
R W	37	−	5	+	−
M L	17	+	7	(+)	−
G H	16	−	16	−	−
T M	16	−	16	−	−
G M	16	+	0,3	+	+
M K	10	−	2	+	−

unterschiedlicher Dauer hinter sich gebracht, in denen neben einer Vielzahl von elektroenze-phalographischen und röntgenologischen Routineuntersuchungen 3 – damals noch übliche – Pneumenzephalographien, 5 Hirnszintigramme und 2 beidseitige Karotisangiographien durch-geführt worden waren. Eine Pause dieser gefährlichen Krankenhauswanderungen gab es wäh-rend einer 3jährigen, überaus widerstandsreichen analytisch orientierten Psychotherapie.

Dabei war zu erfahren, daß die Patientin nach normaler Geburt in den ersten 3 Jahren ihres Lebens in schlechten räumlichen Verhältnissen aufgewachsen war, beide Eltern arbeiteten und die Großmutter mütterlicherseits sich um das Kind kümmerte. Bis der Bruder (als sie 6 Jahre alt war) geboren wurde, schlief sie stets, wenn nicht im Bett der Eltern, dann zumindest in deren Schlafzimmer, bis sie von ihrem Bruder verdrängt wurde. Als er etwa 3 Jahre alt war, stach sie ihm eine Stricknadel in den Rücken. 1971 – 15jährig – vertraute man ihr, die sich häufig an der nahe dem inzwischen erbauten Einfamilienhaus gelegenen Pferderennbahn aufhielt, ein Pferd namens „Sari" zur Pflege an, mit dem sie dafür ausreiten durfte. Wenige Monate später unter-sagte die Mutter der Patientin, das Pferd zu tränken, was zur Folge hatte, daß ihr die Pflege und die Möglichkeit, dieses Pferd zu reiten, entzogen wurden. Kurz darauf – im Januar 1972 nach einer unvermittelt durchgeführten Tonsillektomie – setzten die Anfälle ein, wobei sie in Däm-merzuständen filmartige Szenen durchlebte, in denen sie das von ihr getrennte Pferd „Sari" wie-der bei sich hatte, es fütterte, streichelte, sich zu ihm legte, es wie einen Menschen umarmte und mit ihm sprach.

Fallbeispiel 2

Ein 37jähriger linkshändiger Versicherungsvertreter (bevorzugte Klientel: Theologen und Ärzte) erleidet einen plötzlichen Schwankschwindel, der mit nicht zu lokalisierenden Hörsensationen und „schräg versetzten Doppelbildern" einhergeht. Nach hinzutretender „leichter Schwäche des linken Beines sowie unstillbarem Zittern und Schlagen der linken Körperhälfte", das 2 h anhielt, wird er „notfallmäßig" in einer neurologischen Universitätsklinik aufgenommen. Dort werden der „Verdacht auf eine fokal motorische Epilepsie", andererseits aber auch schon erste Zweifel geäußert: „Das sich jeweils im Anschluß daran und z. T. auch spontan entwickelnde Symptombild (Schlagen des linken und rechten Armes im Wechsel, eines oder beider Beine, z. T. auch des Rumpfes, ohne Bewußtseinsverlust oder -trübung mit promptem Verschwinden der Symptomatik bei Ablenkung oder nach Gabe von isotoner NaCl-Lösung i. v., nicht reproduzierbare Angaben über Doppelbilder und Sensibilitätsstörungen an wechselnden Körperregionen) muß als ausgesprochen psychogen angesehen werden." (Alle Zitate entstammen dem Arztbrief.) Trotzdem wird der Patient mit einem Antiepileptikum behandelt, auf eine biographische Anamnese wird verzichtet. Der weiterbehandelnde Fcharzt kann sich mit der Diagnose einer „Jackson-Epilepsie" ebensowenig wie mit einer „psychogenen Störung" anfreunden und überweist den Patienten zur Aufklärung „extrapyramidaler Myoklonien" an eine 2. neurologische Universitätsklinik. Dort wiederholen sich die bereits beschriebenen linksbetonten, einem auf- und abwallenden Bewegungssturm gleichenden Anfälle, z. T. mehrmals am Tag bis zu 1,5 h anhaltend. Mittels Videoaufzeichnung läßt sich wegen des starken Wechsels der Symptomatik, der variablen Dauer, der situativen Beeinflussung sowohl des Auftretens wie der Ausprägung der Anfälle die Diagnose eines Status pseudoepilepticus stellen.

Acht Tage später – nach den ersten psychotherapeutischen Gesprächen, die mit weniger Beachtung seiner Anfälle einhergingen – sind die Anfälle milder und lokalisierter, manchmal betreffen sie nur den Unterarm oder die linke Hand, manchmal auch nur die Finger. Die Status pseudoepileptici, die seit 5 Monaten angedauert hatten, verschwanden nach einem kathartischen Erlebnis während eines ärztlichen Gesprächs, in dem der Patient erregt und unter Tränen der Wut die linke Hand zum Würgegriff gegen den gehaßten Vater erhoben hatte.

Der Vater, der als Zeuge Jehovas ein strenges Familienregime geführt und alle Familienmitglieder zu Zeugen Jehovas bekehrt hatte, habe kurz vor dem Auftreten seines 1. Anfalls nach der Beerdigung seiner Schwester, an der er sehr gehangen und die sich erhängt hatte, ihm gegenüber geäußert: „So, die sind wir los!"

Nach einem gescheiterten Versuch, sich 8 Wochen nach Entlassung mit dem Vater auszusprechen, traten einzelne nichtepileptische Anfälle von kürzerer Dauer wieder auf. Der auswärtige neurologische Facharzt verordnete erneut ein Antiepileptikum, obwohl er unsererseits von der Diagnose in Kenntnis gesetzt worden war.[1]

Differentialdiagnose

Der dramatische und appellative Charakter eines hysterischen Anfalls eskaliert im SPE derart, daß drastisches und aktives – bis zur Intubation und Verlegung auf die Intensivstation reichendes – Eingreifen unumgänglich erscheint, wobei das Wichtigste, die nüchterne Beobachtung der Anfälle und des szenischen Ausdrucksgehalts, vernachlässigt wird. Das Andauern der Anfälle läßt zunehmend Ohnmachtsgefühle beim Arzt und Pflegepersonal aufkommen, die in der Regel mit noch forcierteren medizinischen Maßnahmen kompensiert werden. Dabei ist bisher völlig ungeklärt, ob nicht das Persistieren eines SPE und seine häufige Wiederholung nicht auch die Folge einer solchen ärztlich-überaktiven Haltung

---

[1] Frau Dr. Bolk-Weischedel und Herrn Prof. Janz sei für die Überlassung des Falles gedankt.

sind. Israel (1983) wies darauf hin, daß sich jede Hysterie verschlimmert, wenn ihre Botschaft nicht verstanden, d. h. unerhört bleibt. Die nüchterne Beobachtung, die sich auch dem hektischen, pseudosachlichen Mit- und Gegenagieren widersetzt, und die sich daraus entwickelnde eindeutige Diagnose ist bereits ein sicheres Mittel, einen SPE zu unterbrechen. Bei allen 10 Patienten war der Status unterschiedlich schnell, aber immer zu dem Zeitpunkt beendet, als ein SPE sicher diagnostiziert war und wir, auf alle technische Diagnostik und Medikation verzichtend, allein auf eine kommunikative Einflußnahme setzten. Der Patient fühlt sich durchschaut, u. a. aber verstanden, und dies überraschenderweise noch bevor die im Anfall verborgene Botschaft von uns verstanden worden war.

Dieser etwas überraschende Befund stellt u. E. bei der Therapie eines SPE den wichtigsten Schritt dar, weil es ausgesprochen selten zu einem psychotherapeutischen Bündnis kommt. Freud (1893) selbst legte in seiner ersten Hysteriestudie besonderes Gewicht auf die Ausarbeitung einer feinen Differentialdiagnostik organischer und hysterischer Lähmungen, wobei diese Arbeit bis heute nur in französischer Sprache existiert. Aus diesem Grunde seien die wichtigsten klinischen Unterscheidungsmerkmale zwischen einem Status epilepticus convulsivus und einem SPE, die sich an die Differenzierung hysterischer und epileptischer Anfälle anlehnen (Schultz u. Kütemeyer, im Druck) angeführt (vgl. Tabelle 1):

- Pseudoepileptische Anfälle beginnen allmählich, nicht selten in Form eines Hineinsteigerns in einzelne, zuerst diskrete, dann heftiger werdende, schließlich generalisierte Bewegungen, von uns als „Einüben" bezeichnet.
- Der regellose, an- und abschwellende Anfall imponiert als auffälligstes Merkmal.
- Die Augen sind meist geschlossen oder abwechselnd geöffnet und geschlossen.
- Die Pupillen reagieren auf Licht, falls die Patienten eine Prüfung zulassen.
- Verletzungen, v. a. an sichtbaren Körperstellen (Stirn, Nase, Kinn) sowie Zungenbisse, Einnässen und Zyanose kommen auch bei pseudoepileptischen Anfällen vor, sind also differentialdiagnostisch nicht verwertbar. Beim SPE kommen diese Merkmale noch häufiger als bei einfachen hysterischen Anfällen vor. Verwertbar ist u. E. die Lokalisation des Zungenbisses – im epileptischen Anfall immer lateral, bei pseudoepileptischen Anfällen an der Zungenspitze oder auch multipel in der Zungenmitte.
- Ein SPE ist durch Veränderung des eigenen Verhaltens modifizierbar, zuweilen durch bloßes Ansprechen der Patienten zu unterbrechen.
- Gegenüber einer antiepileptischen Grand-mal-Status-Therapie sind pseudoepileptische Anfälle auffällig resistent oder verschlimmern sich gar. (Ein therapieresistenter Status epilepticus convulsivus ohne Ätiologie ist eine absolute Rarität.) Die höchste Phenytoinserumkonzentration als Folge einer „Therapieresistenz" lag bei einer unserer Patientinnen mit 90,3 μ/ml in einem Bereich, bei dem auch schon letale Ausgänge beobachtet wurden.

- Es ist eine irrtümliche Annahme, daß hysterische Anfälle nur in Gegenwart
  von Publikum auftreten. Das langsame „Einüben" zu Beginn des Status konnten wir mit Hilfe der Videoaufzeichnung überwiegend bei Patienten beobachten, die sich allein wähnten.
- Sollten einmal bei sonst eindeutigem SPE weite lichtstarre Pupillen irritieren
  (möglicherweise sogar einseitig!), so empfiehlt sich die Suche nach einem
  Fläschchen Mydriatikum, wie wir es bei einer unserer Patientinnen fanden –
  ein Beispiel für die schon von Charcot (1874) beschriebene latente oder mani-
  feste Simulationstendenz „aller Hysteriker".

Jedoch sollte beim Hinzutreten von Simulationselementen nicht übersehen werden, „daß die unechten Ausdrucksmittel trotzdem eine echte Not ausdrücken"
(Mentzos 1980).

Biographische Gesichtspunkte

Unter den äußeren biographischen Bedingungen scheinen vergleichbare Auslö-
ser einen SPE zu konstellieren: auf dem Boden einer entbehrungsreichen Kindheit, in der in 7 Fällen handgreifliche Gewalt von seiten der Eltern oder Verwandten zum Alltag gehörte, ließ sich bei allen Patienten eine als äußerst bedrohlich
empfundene Situation vor dem ersten SPE eruieren (z. B. endgültiger Ausschluß
aus einem Jugendwerkheim, Verbot der Rückkehr zur Familie, Überprüfung
einer fälschlichen Erwerbsunfähigkeitsrente). Bei einigen Patienten ließ sich
nachvollziehen, daß sie bei eher bewußter Auflehnung nach innen äußerlich in
eine Wehr- und Ausweglosigkeit geraten waren.

Dieser Befund erinnert an die von Kretschmer (1946, S. 9–10) in Anlehnung
an biologische Beobachtungen gewählte Einteilung hysterischer Reaktionen
wie den „Bewegungssturm" und den „Totstellreflex", die „eine typische Reaktion von Lebewesen auf sie bedrohende oder in ihrem Leben behindernde Situationen" darstellten. Ein hysterischer Anfall als „atavistischer Bewegungssturm"
und Entfesselung eines „ganze(n) Feuerwerks aller überhaupt denkbaren Will-
kür-, Ausdrucks- und Reflexbewegungen durcheinander" sei einzureihen zwischen „die Panikreaktion einer Volksmenge bei einer Erdbebenkatastrophe und
den bei Kindern bekannten Gebärden, wie ‚Zappeln, Stoßen, Schreien, Um-
sichschlagen'". Insofern ließe sich der Affektkrampf bei Kindern als 1. hysterischer Anfall in der Ontogenese einordnen.

Auffällig häufig – bei 6 Patienten – beobachteten wir eine partielle Selbstver-
stümmelung oder Selbstbeschädigung, die wir als mehr oder weniger illusionä-
ren Versuch ansahen, gemeinsam mit dem Arzt eine körperliche Erkrankung auf-
zubauen, die nicht existiert. Verweigerte sich der Arzt diesem Konstruktionsver-
such einer falschen Identität verbal ausdrücklich, verließen sie heimlich – in
3 Fällen – die Station, davon 2mal mit einem Subklaviakatheter, der intensivmedizinisch angelegt worden war.

Die Konstruktion einer falschen Krankenidentität könnte auch als Versuch
einer magischen Hoffnung auf Wiedergutmachung all dessen angesehen werden,
was sie in ihrer Lebenswirklichkeit nicht ertragen können. Dies ließe auch ver-

stehen, warum Krankenhäuser für solche Patienten eine letzte Zuflucht werden, die sie bei ständiger Wiederholung zu bekannten „Krankenhauswanderern" (March 1954) macht.

Ob die heimliche zu den Anfällen hinzutretende Selbstmißhandlung einem Wiederholungszwang kindlicher Mißhandlung entspricht, wie es Plassmann (im Druck) für „Mimikrypatienten" vermutet, muß für SPE-Patienten erst noch nachgewiesen werden.

Klinischer Verlauf und Therapie

Bei 5 Patienten entwickelte sich der Status aus einer mehr oder weniger langen Geschichte hysterischer Anfälle als besondere Komplikation. In einem Fall setzten sich die hysterischen Anfälle mit sehr großer Wahrscheinlichkeit auf dem Boden einer von der Mutter fingierten Epilepsie, einer sog. Epilepsia fictiva fort, wie sie Meadow (1984) an 32 Kindern und 4 Erwachsenen nachweisen konnte.

Bei 4 Patienten war der SPE die 1. Manifestation einer Konversionsneurose, bei einer Patientin trat ein SPE erstmals auf dem „Boden" einer chronifizierten hysterischen Paraparese auf, die sie 20 Jahre als „Rollstuhlfahrerin" auswies. Wiederholt war bei ihr fälschlich die Diagnose einer multiplen Sklerose gestellt worden, mit der sie zu einer behindertengerechten Wohnung gekommen war.

Unter den 10 Patienten beobachteten wir keinen SPE in Kombination mit epileptischen Anfällen. Dies ist insofern überraschend als 1–5 % aller Epilepsiekranken zusätzlich hysterische Anfälle haben, insbesondere wenn medikamentös Anfallsfreiheit erzielt wurde (Rabe 1970).

Die Dauer der SPE schwankte zwischen 1,5 h und zehn Tagen, wobei in letzterem Fall mehr als 100 SPE aufgetreten waren.

Unsere Behandlung beschränkte sich in 5 Fällen auf den Verzicht auf medizinische Maßnahmen. In den übrigen Fällen war es zu einer unterschiedlich intensiven psychotherapeutischen Nachbehandlung gekommen, wobei das Zustandekommen einer psychotherapeutischen Beziehung offenbar davon abhängt, ob in der Kindheit dieser Patienten wenigstens eine Person deren Hilfsbedürftigkeit erkannt hatte.

Ein sich direkt an den Anfall anschließendes Gespräch erwies sich meist als sehr ergiebig. In einigen wenigen Fällen blieb es jedoch nur bei einem „fragmentierten" Gespräch, indem vom Stationsteam alles „aufgeschnappt" und mitgeteilt wurde, was der Patient in einzelnen „Brocken" von sich gab.

Katamnestisch ergab sich, daß nur in 2 Fällen der SPE ein einmaliges Ereignis geblieben war. In einem Fall (Fall 1) war es neben wiederauftretendena SPE im weiteren Verlauf zu einer febrilen Katatonie mit akutem Nierenversagen gekommen, die überlebt wurde.

Bei 5 Patienten (2 aus der Gruppe der psychotherapeutisch Nachbehandelten) waren nochmals SPE aufgetreten, die bei 3 Patientinnen zu einer erneuten intensivmedizinischen Behandlung führten. Sechs Patienten wiederholten einfache hysterische Anfälle. Nur 2 Patienten sind seit 16 Monaten anfallsfrei geblieben; ihre Status waren hinsichtlich Häufigkeit und Dauer die mildesten. Auch war bei ihnen keine Antiepileptikatherapie vorgenommen worden. Offensichtlich besteht ein Zusammenhang zwischen Erkrankungsdauer, Dauer des einzelnen Status und einem Rezidiv. Patienten, die intensivmedizinisch behandelt wurden, sind häufiger in der Gruppe mit einem SPE-Rezidiv zu finden als nicht intensivmedizinisch Behandelte.

Der einzelne hysterische Anfall wie der SPE haben Ausdruckscharakter; die motorischen Erscheinungen des Anfalls sollten „nie außer Zusammenhang mit dem psychischen Inhalt desselben" (Breuer u. Freud 1940) gesehen werden. Sie stellten entweder „den allgemeinen Ausdruck der begleitenden Gemütsbewegung dar oder entsprechen genau jenen Aktionen, welche der halluzinatorische Erinnerungsvorgang" mit sich bringe. Auch Simmel (1918, S. 54) hatte im 1. Weltkrieg schon beobachtet, daß die häufigste Form der Krämpfe „einfach eine Wiederholung der Abwehrbewegungen" darstelle, „die der Patient machte, als er bei der Verschüttung zerschmettert zu werden drohte ... In der Hypnose ... sehen wir immer wieder den Kranken mit seinem höchsten Vorgesetzten. Er schlägt, beißt, sticht und erschießt sie, tritt sie mit Füßen unter schrecklichen Flüchen. Die wildesten Instinkte entlädt er hier gegen Personen, die sein bewußtes Ich einzwängten".

Insofern kann aus dem szenischen Ablauf des Anfalls die zugrundeliegende Emotion – Angst, Wut oder beides in einem – abgelesen und angesprochen werden. Die Situation und die Person, auf die sich der Anfall bezieht, kann oft erst später eruiert werden, wenn es zu einem Gespräch kommt. Es sollte nicht vernachlässigt werden, daß sich in der Beziehung zu Patienten mit einem SPE die Gegenübertragung so bemerkbar macht, daß man sich ständig gezwungen fühlt, einer bestimmten Selbstdarstellung des Patienten zuzustimmen oder mit ihm Probleme zu bekommen.

Ob es einer psychodynamischen Phänomenologie (Hoffmann 1984) gelingt, den Status pseudoepilepticus als Einheit von der Hysterie abzugrenzen, wird von genaueren analytisch orientierten Psychotherapien abhängen, die jedoch nicht leicht zustande kommen.

Literatur

Boor C de (1965) Erscheinungswandel im klinischen Bild der Hysterie. Dtsch Ärztebl 41:2189–2190

Breuer J, Freud S (1940) Zur Theorie des hysterischen Anfalls. Int J Psychoanal 25:107–110

Charcot JM (1874) Vorträge über Krankheiten des Nervensystem. Meltzer, Stuttgart

Freud S (1893) Quelques considérations pour une étude comparative des paralysies motrices organiques et hystériques. Arch Neurol (Paris) 77:29–43

Gaupp R (1916) Kriegsneurosen. Z Ges Neurol Psychiatr34:357–390

Hoffmann SO (1984) Charakter und Neurose. Ansätze zu einer psychoanalytischen Charakterologie. Suhrkamp, Frankfurt

Israel L (1983) Die unerhörte Botschaft der Hysterie. Reinhardt, München

Kretschmer E (1946) Hysterie, Reflex und Instinkt, 4. Aufl. Thieme, Stuttgart

Kütemeyer M, Schultz U (1984) Kurt Goldstein (1878–1965): Begründer einer psychosomatischen Neurologie? In: Pross C, Winau R (Hrsg) Nicht mißhandeln – Das Krankenhaus Moabit. 1920–1933 Ein Zentrum jüdischer Ärzte in Berlin. 1933–1945 Verfolgung. Widerstand. Zerstörung. Hentrich, Berlin, S 133–139

March H (1954) Menschenschicksale in Gutachten. Psyche (Stuttg) 7:711–720

Meadow R (1984) Fictitious epilepsy. Lancet II:25–28

Mentzos S (1980) Hysterie. Zur Psychodynamik unbewußter Inszenierungen. Kindler, München

Plassmann R (im Druck) Ein ‚Mimikry'-Patient: Bericht über den Behandlungsversuch einer selbstgemachten Krankheit. In: Dahlmann W, Oberdahlhoff HE (Hrsg) Neurologische Psychosomatik. Banaschewski, München

Rabe (1970) Die Kombination hysterischer und epileptischer Anfälle. Das Problem „Hysteroepilepsie" in neuer Sicht. Springer, Berlin Heidelberg New York

Riley TL, Roy A (1982) Pseudoseizures. Williams & Wilkins, Baltimore London

Schultz U, Kütemeyer M (1986) Neurologie. In: Uexküll T von (Hrsg) Psychosomatische Medizin. Ein Lehrbuch, 3. Aufl. Urban & Schwarzenberg, München Wien Baltimore

Scott D (1982) The use of EEG in pseudoseizures. In: Riley TL Roy A (eds) Pseudoseizures. Williams & Wilkins, Baltimore London, pp 113–121

Simmel E (1918) Kriegsneurosen und „Psychisches Trauma". Ihre gegenseitigen Beziehungen dargestellt aufgrund psychologischer, hypnotischer Studien. Nemnich, Leipzig München

Trimble MR (1978) Serum prolactin in epilepsy and hysteria. Br Med J 4:1682

Weizsäcker V von (1954) Natur und Geist. Erinnerungen eines Arztes. Vandenhoeck & Ruprecht, Göttingen

Wyllie E, Lüders H, MacMillan JP, Gupta M (1984) Serum prolactin levels after epileptic seizures. Neurol ogy (NY) 34:1601–1604

Sachverzeichnis